# 全国健康促进医院
# 优秀案例汇编

中国健康教育中心　编

人民卫生出版社

**图书在版编目（CIP）数据**

全国健康促进医院优秀案例汇编 / 中国健康教育中心编 . —北京：人民卫生出版社，2020

ISBN 978-7-117-27282-7

Ⅰ. ①全⋯ Ⅱ. ①中⋯ Ⅲ. ①健康教育 – 案例 – 中国 ②医院 – 管理 – 案例 – 汇编 – 中国 Ⅳ. ①R193 ②R197.32

中国版本图书馆 CIP 数据核字（2018）第 223995 号

| | | |
|---|---|---|
| 人卫智网 | www.ipmph.com | 医学教育、学术、考试、健康，购书智慧智能综合服务平台 |
| 人卫官网 | www.pmph.com | 人卫官方资讯发布平台 |

**全国健康促进医院优秀案例汇编**

编　　者：中国健康教育中心
出版发行：人民卫生出版社（中继线 010-59780011）
地　　址：北京市朝阳区潘家园南里 19 号
邮　　编：100021
E - mail：pmph @ pmph.com
购书热线：010-59787592　010-59787584　010-65264830
印　　刷：河北新华第一印刷有限责任公司
经　　销：新华书店
开　　本：710×1000　1/16　印张：12
字　　数：209 千字
版　　次：2020 年 4 月第 1 版　2020 年 4 月第 1 版第 1 次印刷
标准书号：ISBN 978-7-117-27282-7
定　　价：35.00 元

打击盗版举报电话：**010-59787491**　E-mail：**WQ @ pmph.com**
质量问题联系电话：**010-59787234**　E-mail：**zhiliang @ pmph.com**

## 《全国健康促进医院优秀案例汇编》编写委员会

**编委会主任** 李长宁

**编委会副主任** 胡洪波

**编委会委员**（按照姓氏笔画排序）

王　磊　田向阳　汤　捷　孙　桐　孙钰根　纪智礼
李小宁　吴英锋　何建章　季莉莉　金昌晓　顾沈兵
徐水洋　徐静东　高晶蓉　黄　浩　韩铁光　程蔼隽

**主　　编** 田向阳　何建章

**副　主　编**（按照姓氏笔画排序）

汤　捷　孙钰根　李小宁　顾沈兵　黄　浩　韩铁光

**撰　写　人**（按照姓氏笔画排序）

于忻彤　王荣华　尹莲花　邓　莉　毕东军　任　萍
任沙鹰　刘晓坤　江　路　池煜霞　孙　蕊　芳　远
李　芳　李成修　李红红　李建中　李绍奎　杨　军
肖升民　吴冬雷　吴成斌　何晓琴　冷方达　宋振兰
张　杰　张　勤　张　鹤　张璜巍　陈明雁　陈晓丹
陈晓文　林　箐　罗　欣　罗华荣　周志武　周建跃
赵　健　钟　捷　段文利　侯　奇　夏洋洋　晁　瑾
高美琴　唐述权　陶　霞　黄义娟　崔明武　董婉婷
韩　云　温红蕾　谢　通　蔡　波　戴世云

**编委会秘书** 黄　凯　刘语方

3

# 前 言

为深入贯彻落实《"健康中国 2030" 规划纲要》《"十三五" 卫生与健康规划》及《关于加强健康促进与教育的指导意见》中提出的 "把人民健康放在优先发展战略地位，努力全方位全周期保障人民健康" 的工作要求，全面提高我国居民健康素养，充分发挥医疗机构作为健康教育与健康促进主阵地作用，提高医院健康促进工作的科学化、规范化与标准化，自 2013 年起，原国家卫生计生委宣传司开展了 "健康促进医院" 工作。

健康促进医院以健康为中心，改善医疗环境，围绕 "无烟生活、科学就医、合理用药" 等主题开展宣传教育活动。经过 4 年的努力，我国健康促进医院工作取得了巨大的成效，提高了患者、医院职工、社区居民的健康水平，探索医院开展健康促进与健康教育工作的有效模式和典型经验，极大地促进了医患关系的和谐发展。

2017 年 4 月 12—14 日，原国家卫生计生委在山东省济宁市召开了全国健康促进工作会议，宣传司毛群安司长主持会议，王贺胜副主任出席并做了重要讲话。王副主任指出，要以新时期卫生与健康工作方针为指引，以推进健康中国建设为主线，以抓落实为主旋律，以需求为导向，以维护和保障人民群众健康为根本，落实 "把健康融入所有政策" 方针，建设健康支持性环境，普及健康生活方式，营造健康文化，共建共享，实现健康促进工作与经济社会协调发展。

为深入挖掘健康促进医院工作潜力，总结各地在创建健康促进医院工作中的经验和特色，探索更好的工作模式，加强全国健康促进医院的相互交流和沟通，强化医院在健康促进工作中的桥头堡、主阵地作用，中国健康教育中心作为 "健康促进医院" 项目的执行单位，开展了 "全国健康促进医院优秀案例汇编" 工作，以期挖掘、整理、归纳我国健康促进医院工作中的优秀案例，为健康促进医院的工作提供模板和示范。希望本书的出版，能够起到抛砖引玉的作用，给广大健康促进医院提供一些新的思路和做法，提升健康促进医院工作能力，进一步推动健康促进医院的蓬勃发展。

本次收集、整理的案例，本着生动性、示范性、可复制性的原则，从各省推荐的案例中进行了遴选，各位专家学者本着认真负责的态度，加班加点，任劳任怨,在此,给予参与本书工作的全国各位专家学者衷心的感谢。

　　本书通过对东部、中部和西部等多地区、多题材的挖掘和整理,为大家提供了18个优秀案例,供广大医疗机构、健康教育系统、社区卫生服务机构和大专院校的医学生学习和共享健康促进医院工作经验。

编者

2018 年 4 月

# 目　录

# 健康中国　协和行动

## ——北京协和医院首届健康科普能力大赛案例实践

## 一、案 例 背 景

医学科普是全民健康教育的重要组成部分。大型公立医院担负着"医学科普主力军"的重要职责,如何利用医院现有的人力物力资源,借助新兴传播形式,探索出医学科普新途径,调动公众的主观能动性,提高健康教育影响力,是需要思考和探讨的问题。

2016 年,北京协和医院举办"健康中国　协和行动"首届健康科普能力大赛,目的是在全院范围内营造重视科普传播的氛围,主动发现和培养一批医学科普新秀,挖掘一批适宜的医学科普选题,通过医媒联手向公众传播科学权威的健康知识,为切实提高公众健康素养作出贡献。这也是大型公立医院从创新科普方式、丰富活动形式、优化合作平台等方面入手,积极探索全媒体医学科普模式的有益尝试。

## 二、案 例 概 况

"健康中国　协和行动"首届健康科普能力大赛是由北京协和医院主办,东华门街道、北京市 2 中、166 中学、北京卫视等 30 余家单位及中国医学科学院整形医院等 10 余家兄弟医院共同参与的大型科普活动。大赛参赛对象为年龄 45 周岁以下的北京协和医院在职职工、中国协和医科大学学生(含护理学院)、研究生、进修生、基地住院医师等。活动分为科普征文大赛、科普演讲大赛两大模块;其中,科普演讲大赛分为初赛、复赛、决赛三个阶段,复赛及决赛现场评委由医学评委、媒体评委、大众评委三个类别共同组成。

活动共收到科普文章 375 篇,113 人报名参加科普演讲比赛,制作科普展板16块,制作科普画廊20米,开展专题培训班14次,科普报告会13次,播放科普影片3场,发送科普活动专题微信13条,公众现场参与人数达1170人次,获得国家级和省级媒体报道30余次。大赛在医疗界引起强烈反响,受到医护人员的广泛好评,也受到社会公众的高度评价,取得了良好的健康科普效果。

# 三、主 要 做 法

## (一)抓好顶层设计,精心组织筹备,营造"重科普"文化氛围

医院高度重视科普工作,将科普能力大赛作为医院2016年文化建设的重要内容写入医院年度工作计划。特邀医学科普专家、媒体专家、临床医护人员召开3次专题座谈会,商议科普活动设计方案的科学性和普及性,不断完善科普大赛执行方案。自2016年3月23日活动方案下发后,医院党委相继召开专题党总支书记会、专题工会主席会,组建大赛工作团队,在全院范围内广泛动员医护人员参与活动,大力宣传大赛内容及活动意义。

为提升科普能力大赛的组织力度,首届科普能力演讲大赛分为初赛、复赛、决赛三个阶段,初赛的组织选拔由各分片区负责(依照医院科室及人员类别,分成内科、外科、妇儿、五官、医技与机关、门急诊、保健国际、护理部、教育处9大片区),各临床科室、各职能部门精心组织各分赛区初赛,积极推荐,发动各科室医护人员参与初赛,并选拔出色选手进入复赛。参加科普大赛不仅是个人展示的机会,更是集体荣誉之战,大大提升了科普大赛选手整体水平和参与热情。"科普"逐渐进入医院"热搜榜","科普大赛"逐渐成为院内职工朋友圈热议的时尚话题。

## (二)引入专家导师,设计精彩赛制,打造品牌科普活动

为保证选手演讲内容的科学性和通俗性,大赛特邀来自纸媒、电视、新媒体、全媒体的4位重量级媒体人担任媒体导师,同时邀请了4位来自医院不同学科的资深科普专家担任科学导师,从选题、内容、技能、应变等多方面对选手进行专业指导。在科普演讲初赛中,每个片区的前5强直接晋级复赛,最终共有45名选手入围复赛。复赛环节创新性地引入了"中国好声音""中国好歌曲"等节目精彩赛制,4位媒体导师可通过"爆灯"的方式让心仪的选手乘上"决赛直通车"直接晋级;若出现多名导师同时选择同一选手,则进入导师"抢人"环

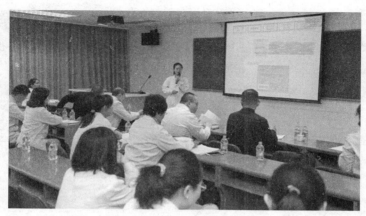

图 1　教育片区初赛现场

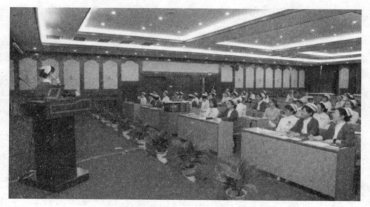

图 2　护理片区初赛现场

节,选手行使反选导师的权利。待每位媒体导师都招满 5 名队员,媒体导师和科学导师通过抽签的方式两两组合,组成导师战队(决赛战队分别是:全能战队、菊花战队、我为科普狂战队、马上奇郁战队)。

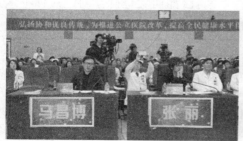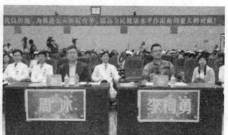

图 3　四大媒体导师坐镇现场

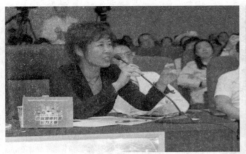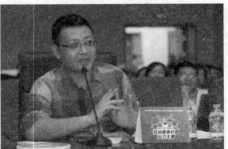

图 4　媒体导师上演"抢人大战"

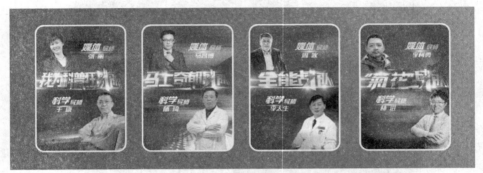

图 5　四大媒体导师与四大科学导师组成四支"科普战队"

　　20 位选手经过媒体导师和科学导师的多次集训后,在演讲决赛中代表导师战队参与小组赛比拼。每轮小组赛由各战队派出一名队员依次进行 5 分钟科普演讲、1 分钟现场"科普翻译",由现场评委为每位选手打分,得分记入导师战队总分,最终根据小组累计成绩来角逐"金牌科普演说战队"称号。选手们的精彩表现改变了大家对科普"严肃""刻板""枯燥"的印象,以"有温度的科普"得到了到会媒体的一致好评。

　　为达到"以赛促学"的效果,医院在活动期间共组织了 3 场面向全院的科普技能培训专题讲座,特邀院内外科普专家就《如何玩转科普创作》《你不知道的科普演讲技能》《科普是心与心的交流》等主题与青年医生们进行面对面的交流。

　　同时,各战队导师以网络辅导、现场集训等多种方式,针对每位选手的选题、内容、演讲方式进行全方位的指导。选手们纷纷感叹,"科普大赛收获太多,比赛虽然结束,但是科普还在继续,相信我们可以做得更好"!

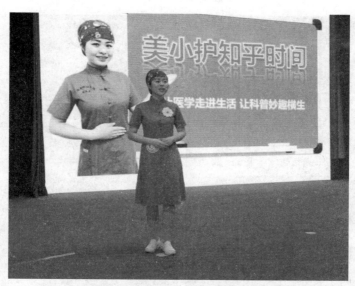

图6　选手现场进行5分钟科普演讲

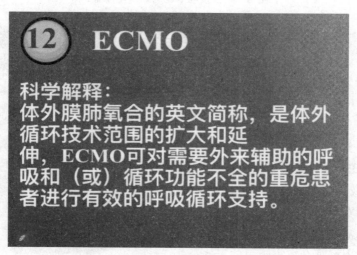

图7　一分钟现场"科普翻译"选题示例

### （三）让科普"走进"校园和社区，公众掌握评判大权

好的科普一定要让老百姓"听得懂，学得会，用得上"。为了让选手演讲内容更好地满足百姓健康科普需求，同时保证大赛的公平公正，医院特邀来自北京市2中、166中学、东华门街道等的100名普通公众担任决赛的大众评审，28家媒体代表担任媒体评审，由他们从医学之外的角度来评判什么是最受欢迎、

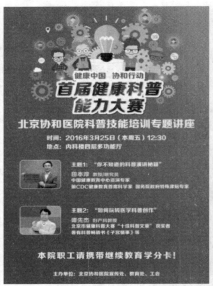
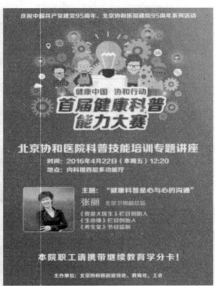

图8　科普技能专题培训讲座海报

最贴近生活、最容易被接受的健康科普。

针对这样复杂的评审团组成,大赛选手仔细琢磨科普对象的需求和特点,从日常临床工作出发,结合学科优势,选取了许多有新意、贴近百姓生活、实用性强的科普选题。"公共马桶会传染性病吗?酒店的毛巾、浴巾干净吗?""当死亡来临时,我们该如何面对?""使用亲属的血液真的安全吗?""问题来了!剖,还是不剖?"这些围绕在百姓日常生活中的健康问题把现场观众牢牢吸引住了。

166中学的两位中学生感叹:"那么专业的知识,讲得那么有意思。果真是

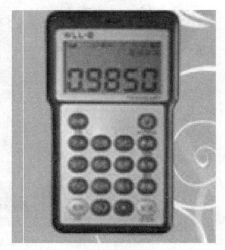

图9　大众评审专用打分器

协和的大夫!可能就是因为了解得深,所以才能讲得更形象。高水平医生对社会热点、先进技术追得紧,使用最新的网络语言,搞笑段子无痕迹植入,有意思!"。一位来自东华门街道的大众评审表示:"不能小看科普的力量,它有着加深医患理解、互信的衍生作用,对人们亲近医生、构建和谐医患关系有着巨大意义。"

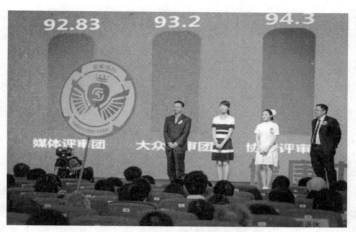

图10　大众评审现场为小组选手打分

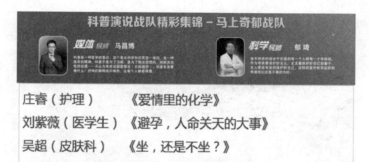

图11　最佳科普战队——"马上奇郁战队"选题

# 四、效　　果

## （一）健康中国，协和行动，实现公立医院科普示范效应

协和首届科普能力大赛被健康报社、光明日报社、人民网、搜狐网、丁香园等各大媒体累计报道30余次，获得巨大的社会传播效果。长期以来，医学界对科普工作普遍未给予关注，而作为医疗界排头兵的北京协和医院，能在科普工作上有如此大动作、投入如此大的精力，无疑激发了业界的科普热情。媒体赞称："做健康科普，这次表扬协和医院。大医院都积极投入了，您还在等什么？"一位专门跑来旁听的社区医生说："我挺受触动的，大医院的医生能把科

普知识讲得很专业的同时,还这么接地气、有指导性,真是想都想不到。我自己在社区也常做健康宣教,以后要在健康宣教工作中学习他们的经验,不断提高。"在北京协和医院的示范带动下,北京医院、整形医院、绍兴市人民医院等多家单位也纷纷行动起来,主动与协和医院交流经验,陆续开展了形式多样的科普能力大赛。

**(二)医媒联手,分享新知,实现科普"病毒传播"**

本次大赛与纸媒、电视、新媒体、全媒体等20余家媒体开展深度合作,实现优质科普内容的广泛传播。健康报发表五星好文《"五星医生"是怎样讲科普的》,总结协和科普大赛的亮点和经验;《养生堂》《健康之路》《最强医生》等电视栏目积极邀请大赛选手录制科普电视节目;"视知TV"将决赛的20个科普选题全部制作成科普动画短片;丁香园、医视中国网纷纷以公开课、专题页的形式转载和推广精彩科普内容。

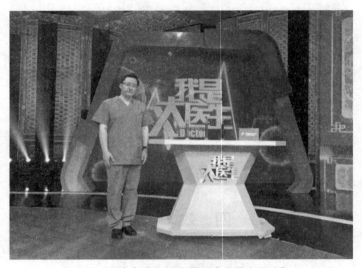

图12 决赛选手受邀录制《我是大医生》

2016年5月至今,由科普大赛借助各类媒体平台产出的科普作品仍在被持续传播。据统计,北京协和医院科普大赛直接产出科普文章370篇、科普视频74个,衍生纸媒科普文章70篇、自媒体科普文章112篇、科普电视节目26期、网络视频及广播节目百余个。仅以科普大赛选手与某科普动漫新媒体合作制作的卡通动漫视频就达54个,累计点击量达两亿次。

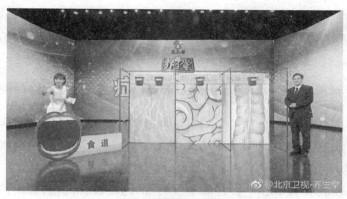

图 13　决赛选手受邀录制《养生堂》

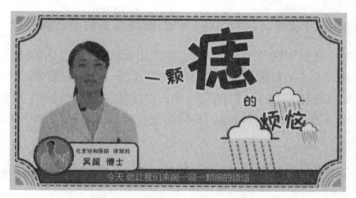

图 14　决赛选手受邀录制《视知》医学科普动漫

# 五、创　新　点

## （一）提升重视度：做好科普顶层设计，为全员关注科普"破冰"

北京协和医院将此次大赛作为建院 95 周年重要文化活动写入医院年度工作计划；医院积极组织医学科普专家、医学媒体专家、临床医护人员召开专题座谈会，商议科普能力大赛方案的科学性和普及性。在活动设计之初就确定了"高水准、广覆盖"标准，旨在掀起"全院重视科普、全员参与科普"的良好氛围。

## （二）保证参与度：借鉴媒体新颖节目形式，提升科普活动趣味性

为了让医学科普活动好看、好听、好玩，提升选手、观众以及媒体的参与热

情,协和首届健康科普能力大赛的演讲比赛不拘泥于传统知识性竞赛形式,引入"中国好声音""中国好歌曲"等的精彩赛制,特邀重量级媒体人担任媒体导师,实行"爆灯""抢人"赛制,使活动观赏效果不亚于热门娱乐节目。

### (三)稳抓优质性:从临床经验出发,挖掘大批优质科普选题

网络上层出不穷的"伪科学"长期误导群众,需要权威"真科普"驱逐。本次大赛所有选手均来自北京协和医院及医学院,他们从临床工作出发,结合科室优势和协和特色,发掘了许多接地气、实用性强的科普点,提炼出"百姓最想知道""百姓最应该知道""百姓最易误解"的选题,让科普的普及性和可接受性大大提升,为公众提供了一整套科学、权威的健康菜单。

### (四)紧跟公众导向:用大众听得懂、听得进去的语言做科普

面对医疗资源供需不平衡的现状,如何用最简洁、最通俗的语言在短时间内解答患者的困惑是对医护人员沟通能力的考验。大赛首创"科普解释"环节,选手随机抽取选题,用 30 秒时间将一个医学术语用最通俗的语言解答给老百姓听,紧扣"科普是给老百姓看的、是讲给老百姓听的"这一原则引导医护人员做好科普。

### (五)关注可持续:以科普大赛为契机,实现科普产出可持续增长

医媒联手是大赛后期科普成果持续推广的重要手段,媒体在健康科普传播中发挥着重要的"桥梁"作用。从决赛至今,越来越多的媒体参与到大赛选题的深度挖掘中,由科普大赛延伸的科普产出仍在持续。一场高水平的科普大赛是一个起点,通过公立医院高水准的科普人才和科普作品投入,会创建起一座可持续产出的科普宝库。

（罗　欣　段文利　陈明雁　刘晓坤）

# 以"厚德尚道" 引领健康促进"水准原点"

## ——北京大学第一医院"守护女性宫颈健康"工作案例

# 一、案例背景

XY女士（为保护隐私，公众号发文用微信名缩写）是一位接受过两次LEEP手术的宫颈癌前病变患者，是一位18岁女孩儿的妈妈，是北京大学第一医院"宫颈疾病多学科联合门诊"的患者，更是"守护女性宫颈健康"公众号的忠实读者。她给公众号的来信讲述了众多临床病例中的一个故事。

## （一）患者XY女士来信

作为一个宫颈癌癌前病变的病人，我经历了12年的治疗和随诊历程。从生病之初的惶恐，到现在的淡定，对宫颈病变的认识也不断加深，对健康的感悟越来越多。

12年前，年仅40岁的香港影星梅艳芳因宫颈癌去世。疲于工作和孩子的我，突然想到去医院做个体检。当我拿到一家医院TCT的异常结果时，第一个感觉是命运在与我开玩笑，怎么就会这样巧合？在等待病理结果的日子里，我第一次感受到生命的脆弱和无常，短短的10天时间，对我却似乎长于10年。现在想来，如果当时医生能够给我普及一些扫盲性的知识，我就完全可以远离那些"无知"的痛苦。

从第一次体检、第一次LEEP手术到术后定期随访的12年里，我先后辗转去过3家医院，北京大学第一医院是我就诊的第四家医院。在这里，我接受了12年后的第二次LEEP手术。

这次住院过程中，我看到了北京大学第一医院陶霞医生团队创立的微信公众号"守护女性宫颈健康"，当我一篇篇翻阅公众号文章时，我被作者们饱含情感、故事和学术水准的文字所感动，也学习到了宫颈癌是如何发生的，应该如何预防等知识。

和天下所有母亲一样,女儿是我最大的牵挂。我不希望自己宫颈癌前病变的痛苦经历在女儿身上重演。女儿在香港读大学,校医院向所有在读学生提供HPV疫苗接种服务。我要求女儿务必接种,并以我的亲身经历现身说法。当听女儿说,仍有一些学生并没有接种HPV疫苗时,我感到深深的遗憾,不是每一个母亲都能在与宫颈癌前病变抗争12年的体验和感悟中体会到HPV疫苗接种对于女儿的保护意义。但是,我想对所有的母亲和女儿说,女人要学会热爱自己,从爱自己的身体做起。女儿们赶上了HPV疫苗时代是何其幸运。

2017年1月7日,我参加了北京大学第一医院首次"宫颈疾病多学科联合门诊"讲座,获取了多角度治疗宫颈疾病的知识,从病理学到营养学,从中西医结合到运动调节免疫,我收获的不仅是治疗疾病的知识,更是提升健康水平的能力,也了解到我的就医经历和体会能够帮助到更多的人。2017年5月27日,LEEP手术后4个多月过去了,我拿到自己复查的TCT和HPV结果。"完全正常!"我简直难以相信自己的眼睛。这是我12年来第一次拿到完全正常的检查结果。

感谢"守护女性宫颈健康"团队,让我重新走上了正常的生活轨迹。当我看到公众号还有"医学人文"这个栏目时,我便想与姐妹们一起分享我的就医经历和体会,使她们免受我所经历的痛苦。

希望所有女性朋友们都能提高宫颈疾病预防意识,重视HPV感染和宫颈癌预防,共同加入到守护自身健康的行动中来。

### (二)宫颈癌是威胁女性健康和生命的主要杀手之一

全世界范围内,特别是农村地区,宫颈癌的总发病率和死亡率近10年来均呈上升趋势。而在我国,宫颈癌同样是威胁妇女健康和生命的主要杀手之一。我国每年新发病例接近10万例,占全世界年新发病例的28%,占亚洲年新发病例的一半左右;我国每年因宫颈癌死亡的病例高达3万人,占亚洲的1/3以上。同时,宫颈癌的发病呈现年轻化的趋势。

### (三)北京大学第一医院"厚德尚道",勇作"水准原点"的精神

北京大学第一医院(简称"北大医院")有着百余年的悠久历史和文化底蕴,她坐落于皇城根下,是我国最早创办的国立医院、是一所融医疗、教学、科研、预防为一体的大型综合性三级甲等医院。北大医院秉承"厚德尚道"的院

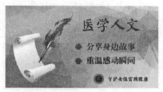

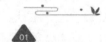

**图 1 XY 女士与宫颈癌前病变 12 年的斗争之路以胜利而结束**

训,并以位于第一住院部内的华北地区"水准原点"旧址鞭策自己,力求成为医疗行业的"水准原点"。

随着国家医药卫生体制改革的不断推进,作为"国家队"的北大医院也紧跟时代步伐,"顺应医改、稳定发展",竭尽全力改善医疗卫生环境和方便人民群众就医。在健康促进领域,北大医院也是"排头兵",作为北京市科普教育基地,北大医院各科专家致力于通过科普教育提升群众的健康理念,增加群众的健康知识,朝着"未病先防,小病先治"的健康促进目标前进。"守护女性宫颈健康"团队作为北大医院的一部分,也秉持着"厚德尚道,水准原点"的情怀,在陶霞大夫的带领下不断发展壮大,建立了国内第一个专门传播宫颈健康知识的微信公众号和第一个宫颈疾病多学科联合门诊,吸引了许多志同道合的人一起投身到守护女性宫颈健康的事业中来。

### (四)严峻的形势敦促我们开辟新的健康教育战场

宫颈癌是唯一能有效预防和早期筛查的女性恶性肿瘤,其预防应该从HPV 疫苗接种、TCT/HPV 筛查和宫颈癌前病变治疗的三方面实施,阻断女性HPV 感染,防止宫颈癌的发生。开展公众教育,为广大女性提供关于 HPV 和宫颈癌及癌前病变的最新、准确、权威的信息,更是贯穿在宫颈癌三级预防中的重要一环。好的预防措施能极大地减缓临床医疗的压力,降低疾病发病率,而这一切的前提都是公众能参与到疾病预防中来,因此,医院所要扮演的角色除了疾病治愈者以外,还应该是健康教育者和促进者。

新媒体蓬勃发展,给医院健康教育和健康促进工作引入了新的思路。借助新媒体技术,可以突破健康教育的时空限制,拓展健康教育的工作内容。而多学科综合治疗强调"以人为本"的理念,注重整体健康的实现,可以帮助我们探索更加有效的治疗模式。

# 二、概　　况

"守护女性宫颈健康"公众号于 2016 年 12 月 26 日正式上线,有"学术前沿""疾病科普""全科园地""医学人文"四大栏目。截至 2017 年 12 月 10 日共发表原创文章 272 篇,总字数 45 万余字,累计阅读数达 44 万余次,公众号用户总数 7 669 人。

北京大学第一医院"宫颈疾病多学科联合门诊"自 2017 年 1 月 7 日开诊,由来自妇产科、病理科、中医科、营养科、康复科、药剂科及心理科 7 个科室的专家联合授课,共同对高危型 HPV 持续感染和宫颈癌前病变患者进行综合管理。"HPV 持续感染专场"门诊更是拉开了联合门诊细分人群、精准医疗的序幕。联合门诊的创立和组成经过了多方的磋商,最终形成了这样一个七科联合的模式,也是我们追求"水准原点"的细节体现。

# 三、主 要 做 法

## （一）线上媒体——医患携手,传播健康理念

"守护女性宫颈健康"公众号四大栏目的主旨和特色如下:

（1）学术前沿:筛选国内外与宫颈疾病诊断和治疗相关的最新指南、综述及论著,为普通大众及妇产科同道提供宫颈疾病相关的最新研究进展和当前最优诊治方案和规范。

（2）疾病科普:通过北大医院各级医生的字斟句酌,用通俗易懂的语言为大众提供宫颈疾病、宫颈癌疫苗等相关最新科普知识及老百姓最为关注的热点问题。

（3）全科园地:北大医院全科医学专业的医师与读者分享与全科相关的疾病知识和最新进展,彰显全科医学的重要性,助力分级诊疗制度的推进和深

入。借助全科医学全人群、全时程的优势,倡导患者在治疗疾病的同时关注日常生活方式。

（4）医学人文:医生、医学生、患者和各行业人士通过本栏目分享自己在医疗相关领域的收获和感触,实现从疾病治疗到心灵慰藉的目标。给医生和患者提供一个互相理解、互相认识的平台,为改善医患关系助力。

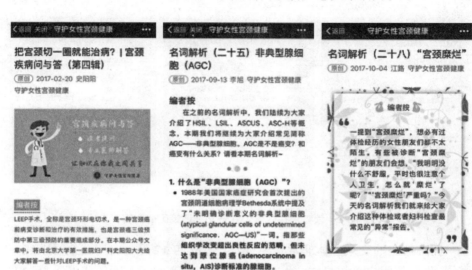

图2 "守护女性宫颈健康"微信公众号发表的科普类文章

公众号的另一大特色就是患者分享就医经历,参与健康教育和健康促进。女性群体更需要全社会的关心和帮助。"守护女性宫颈健康"微信公众号为女性患者们提供了一个线上交流分享与疾病斗争经验的机会。有10位患者或家属已经在公众号发表文章,并引起了强烈的反响,还有许多读者纷纷在评论区留言,表达自己对病友们的支持和战胜疾病的勇气。

公众号要达到健康宣教的目的,其基础就是要有好的内容和稳定的受众群体。健康宣教不完全等于科普,但是应该包括科普的内容。"宫颈健康"从多个角度出发,不仅关注疾病本身,而且关注和疾病相关的大众生活方式等,因此公众号还加入了全科园地的内容,把患者或咨询者当成一个整体,教会他们如何养成良好的生活习惯。对于从事女性健康事业的医务工作者,让他们了解一些疾病的前沿信息也是很有必要的,这也是我们设置学术前沿版块的初衷。具体文章的撰写都是经由临床医生或者医学生起草,经过一个编辑团队和一个校对团队的删改,最终成文,在发表之前,还会经过多方专家的审核,保证内容的权威性和科学性。在反复尝试的过程中我们也体会到,读者对于一些和时事相关或者临床常见内容会更感兴趣,我们后期也会朝着这个方向继续撰写和打磨我们的文章。

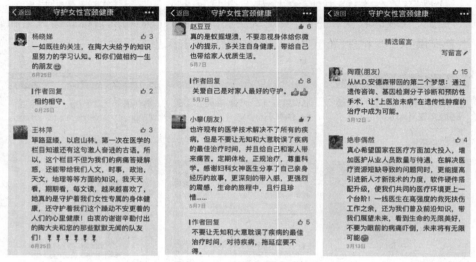

图3　读者们在微信公众号文章评论区的留言

拥有稳定的受众群体非常重要,截至 2017 年 12 月 10 日,公众号上线一周年,我们的用户总数是 7 669 人。高质量的文章和朋友圈的转发是"涨粉"的秘诀。此外,在一些场合适当地推荐公众号给患者或者同行,也会有一些帮助。同时,收获了一定的用户数之后,还需要有稳定的文章输出来留住已经关注的用户,这点也非常重要。对于公众号的运营我们也还处在摸索阶段,未来是否要联合专业的团队使宣教形式更加丰富多彩也在我们近期的计划当中。

### (二)线下门诊——多学科联动,守护女性宫颈健康

随着"生物 - 心理 - 社会"医学模式的提出,病人的心理状态及其生活方式对疾病转归的重要影响得到了越来越多的重视。多学科综合治疗(MDT)已经成为现代医疗的重要模式,与疾病相关的多个科室的共同参与,提升了疾病治疗的效率,改善患者的治疗结果。

北京大学第一医院"宫颈疾病多学科联合门诊"旨在探索为宫颈疾病患者和广大女性朋友提供科学健康指导的最优方法,同时也为进一步推动我国宫颈癌三级预防的实施、守护女性宫颈健康做出应有的贡献。妇产、病理、心理、中医、营养、康复和药剂等 7 个科室在多学科联合门诊中分别为患者提供宫颈

疾病教育、病理结果讲解和咨询、心理障碍干预、妇科带下疾病相关药物、营养管理、运动增强免疫力和宫颈疾病相关药物及疫苗的使用注意事项等方面的介绍。

在和患者的互动过程中,我们进一步探索患者的需求,努力在多学科联合门诊中增加患者想要了解的内容。例如,在疫苗上市前后对一级预防的强调程度会有差别,患者们在能接种疫苗以后也会产生更多切实的疑问,这都需要一步步改进。作为国内第一个宫颈疾病多学科联合门诊,门诊模式还存在着很多空白,这都需要我们用智慧和对患者的细致观察来填补,下一步,我们希望这种模式能够得到推广,造福更多的女性同胞。

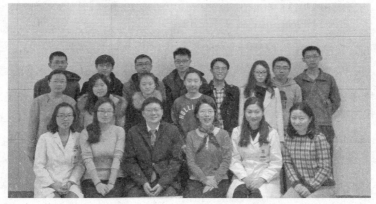

图4 2017年1月7日,北京大学第一医院"宫颈疾病多学科联合门诊"开诊

# 四、案 例 效 果

## (一)新媒体的健康宣教模式获得患者和读者好评

"守护女性宫颈健康"微信公众号以每日1篇的推送效率,在线发表原创文章272篇,阅读量总计44万余次,读者群体覆盖了患者、医务工作者、医学生及其他关注女性健康的群体。读者们能自由地在文章末尾评论区发表自己的意见。有读者评价道:"知识、知性没有止境!您和您的同事们是'上医',你们的每一篇文字,都用最简练易懂的文字让我们了解自己的身体;'守护'两个字,就是让人感动温暖和有依靠感。跟你们在一起真好!"2017年5月11日,陶霞医生应邀参加"悦悦帮你问"网络直播节目,从不安全性行为与妊娠、妇科炎症及宫颈病变的风险等方面给观众们介绍一些健康知识。节目在24小时

内于网易、腾讯等多个主流媒体上获得 268 万余次观看量。除此之外,公众号多篇文章被多个门户网站转载,获得了广泛的社会关注。

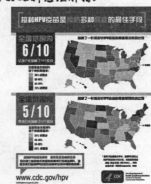

图5 2017 年 4 月 20 日,陶霞医生参加"心系大学生"项目高校志愿者年会,作了"HPV 相关疾病负担之宫颈癌可防可控"的专题讲座

### （二）多学科综合治疗切实改善了患者的综合预后

通过评估于 2017 年 1~3 月间参与"宫颈疾病多学科联合门诊"的 50 名患者在参加联合门诊前,及之后 1 个月时的心理、运动、睡眠、中医药使用等方面的情况,我们发现,患者 SAS 焦虑评分在参加门诊之前($n=50,39.88 \pm 7.16$)与之后比较($n=50,36.78 \pm 5.94$),差异有统计学意义($P=0.005$)。患者参加门诊前每日运动时间与之后比较,差异有统计学意义($P<0.001$)。患者参加门诊前每日睡眠时间与之后比较,差异有统计学意义($P=0.009$)。证明联合门诊对于 HPV 感染和宫颈癌前病变患者的焦虑情绪、运动情况、睡眠时间都有显著改善。该成果已于 2017 年 5 月 20 日在第三届 CSCCP（中国阴道镜及病理学协作组）大会上通过大会发言与参会代表分享。

### （三）宫颈癌可防可控的理念从公众号走向各大媒体

2017 年 3 月 8 日,新华网在线发表文章《预防宫颈癌守护女性健康》报道"守护女性宫颈健康"公众号和"宫颈疾病多学科联合门诊",阅读量超过 426万,并被新浪网、中国青年网、中国日报网等 10 余家主流媒体转载,为宫颈癌的公众健康教育进行了宣传推广。

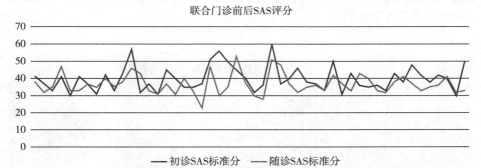

图 6  北京大学第一医院"宫颈疾病多学科联合门诊"患者调查问卷部分截图

联合门诊前后SAS评分

— 初诊SAS标准分    — 随诊SAS标准分

图 7  参加联合门诊前后患者 SAS 焦虑评分的变化

2017 年 6 月 27 日,《北京青年报》发表付东红对公众号作者陶霞医生访谈《宫颈癌可防可控,年轻人你知晓吗》,为大家普及宫颈健康知识,得到人民网、新华网、搜狐网、网易新闻等 10 余家主流媒体转载。

公众号首文《健康倡导是一种情怀》被《北医报》、丁香园等媒体转载,公众号文章《潮院说做医生的好伙伴好战友》被《中国卫生人才》、丁香园等转载,多篇公众号文章在丁香园、搜狐健康、百度百家号等为"守护女性宫颈健康"公众号开辟的专栏发布。

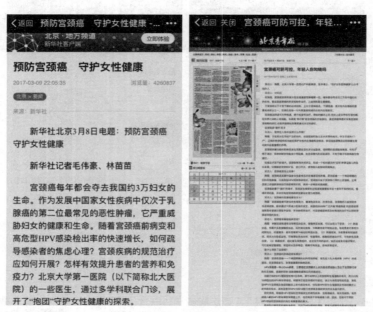

图 8　新华网在线发表文章《预防宫颈癌守护女性健康》,《北京青年报》发表文章《宫颈癌可防可控,年轻人你知晓吗》

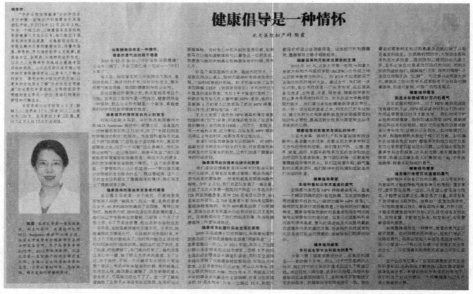

图 9　2017 年 4 月 15 日,《北医报》刊登公众号首文《健康倡导是一种情怀》

# 五、案例亮点

## （一）利用新媒体探索更加高效的健康宣教模式

相比起传统意义上在不同场所通过医生和其他健康工作者与人民群众的面对面宣教，线上新媒体的传播模式更加高效、专业、全面和有针对性。跟其他健康宣教类的媒体相比，我们的公众号针对宫颈疾病的讲解更加专业和深入，并且与患者深入互动，在公众号后台选取有代表性的留言与读者们分享。这样一来，接受了知识的读者也成为了健康倡导者，实现了健康倡导的可持续发展。

"守护女性宫颈健康"微信公众号发布文章均为原创，并且得到了多家媒体的转载，覆盖面广，极大地提高了健康宣教的效率。2017 年至 2018 年，陶霞医生被选为第九批中央和国家机关、中央企业援疆干部，将开展为期一年的援疆工作，这不但没有影响健康宣教工作的进行，反而把知识带给了新疆的女性，也彰显了新媒体平台不受地域限制的优势。

"守护女性宫颈健康"微信公众号在大众传播方面做的尝试已经初见成效，也践行了北大医院厚道精神，为大众健康的服务奉献了自己的一份力量。

## （二）多学科综合治疗有利于改善患者的预后

传统医疗模式正在向"生物 - 心理 - 社会"的医疗模式转变。多学科综合治疗中除了关注患者妇科疾病的发生和发展，治疗措施和预后之外，还注重饮食、运动、用药等方面的教育。对患者的心理治疗应该是治疗环节中不可或缺的一环。根据我们现有的随访数据，多学科综合治疗确实使患者多个维度的评分均有显著提高。随着随访时间的延长，我们会进一步评估多学科综合治疗能否显著提高患者 HPV 感染或者宫颈癌前病变的治愈率。

## （三）线上线下联动，实现患者的细分管理

微信公众号除了能对读者进行健康宣教外，也可以成为患者管理的有力工具。我们在微信公众号后台给曾经参加过"宫颈疾病多学科联合门诊"的患者进行分组，并定期向其发送问卷，评估其在参加完联合门诊后的饮食、运动、心理等方面的变化，实现简单快捷的患者随访。除此之外，我们也会定期对不同疾病类型的患者发送复查建议和注意事项等，将线上的教育和沟通作为线

下门诊的重要补充。

### （四）为实现"健康中国 2030"目标营造积极向上的氛围

"共建共享、全民健康"要求我们医务工作者引导群众养成自主自律、符合自身特点的健康生活习惯，有效控制影响健康的生活行为因素，形成热爱健康、追求健康、促进健康的社会氛围。"守护女性宫颈健康"微信公众号所有的文章都从医患和谐、追求健康的基调出发，致力于促进积极向上的社会氛围的形成。

### （五）实现了健康教育和学术研究的有效结合

项目团队中，有 23 位来自北京大学第一医院和积水潭医院的医学生组成的青年志愿者，他们的平均年龄约为 22 岁。自"守护女性宫颈健康"青年志愿者团队成立以来，志愿者们通过阅读文章和对患者进行随访，已经撰写了多篇与宫颈癌前病变和 HPV 感染相关的综述和论著文章，有 3 篇综述分别被《现代妇产科进展》和《中国妇产科临床》杂志发表。

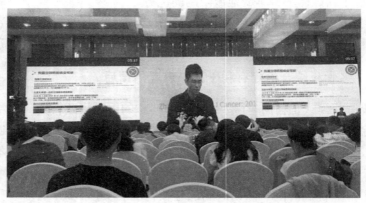

图 10　2017 年 5 月 20 日，任汐鹰代表"守护女性宫颈健康团队"在第三届 CSCCP 大会上做了题为"多学科综合治疗在宫颈癌前病变和 HPV 感染患者管理中的作用探讨"的主题发言

### （六）打造女性宫颈健康促进品牌

守护女性宫颈健康公众号和北京大学第一医院宫颈疾病多学科联合门诊在健康促进的道路上都还刚刚起步，但到目前为止我们所取得的一些成绩也给予了我们信心。2017 年 12 月底，新疆维吾尔自治区妇幼保健院的第一次宫颈疾病多学科联合门诊就要开诊了。 下一步，我们希望公众号和联合门诊能

形成一个宫颈健康促进领域的品牌,去帮助更多女性。

# 六、展　　望

让公众号团队成员精心创作的文章传播得更远,让更多人了解"守护女性宫颈健康"的必要性和紧迫性,为降低我国宫颈癌的发生尽一份力,是我们的不懈追求。

在迈向"健康中国 2030"的道路上,"守护女性宫颈健康"公众号团队将不断努力。

（陶　霞　江　路　任汐鹰　谢　通　冷方达　林　箐）

# 全方位健康管理服务　引领健康新生活

——福建中医药大学附属第二人民医院健康管理中心
健康管理示范基地建设

## 一、背　　景

福建中医药大学附属第二人民医院健康管理中心成立于 2002 年 5 月,体检量超过 16 万人次,长期为体检客户提供优质的全程健康管理服务。

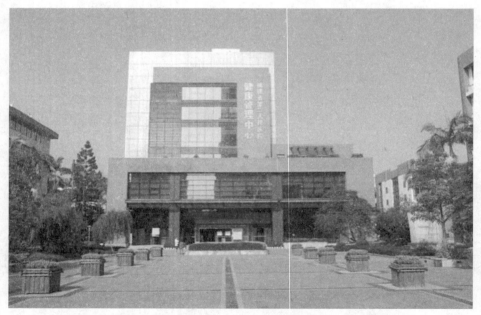

图 1　福建中医药大学附属第二人民医院健康管理中心大楼外景图

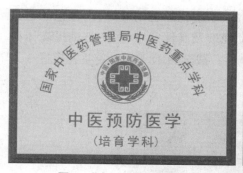
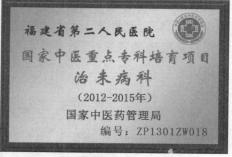

图2　"十二五"中医预防医学重点学科、治未病重点专科培育单位授牌

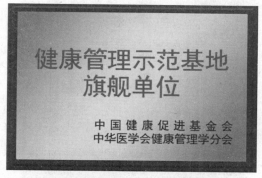

图3　全国健康管理示范基地旗舰单位授牌

## 二、做法和流程

本中心自创立以来,长期开展内容丰富、形式多样的健康教育和健康促进工作,取得一定成效。

### (一)360°全方位一站式健康管理服务

本中心最大的亮点之一就是覆盖检前、检中、检后全流程的"一站式"健康管理服务。

检前,我们对体检客户的健康状况和健康需求进行全面评估,根据评估结果制定个性化的健康管理方案。比如,为给有科学健身需要的体检客户提供全面、精准的运动功能评估,本中心自2013年12月成立了专门的运动功能测评室,开展运动心肺功能检查、体成分检测、平衡能力检查、肌肉力量测试、4D脊柱功能检查等健康体适能检查,全面评估体检客户的心肺耐力、身体成分、平衡能力、肌肉力量、脊柱形态功能等运动功能,并结合体检客户的健康状况、兴趣爱好等,为其制定个性化、系统化的运动处方,内容包括适宜的运动项目、运动频率、运动时间、运动强度及其注意事项等,帮助提高体检客户日常锻炼的科学性、有效性和安全性。截至 2018 年底,受益者超过 3 万人次。

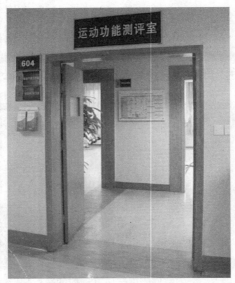

图 4　运动功能测评室(运动／生活方式干预工作室)外观

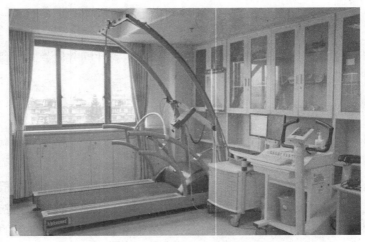

图 5　运动心肺功能测试系统

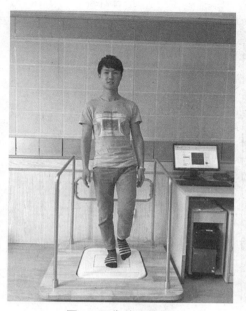

图 6　平衡能力检查

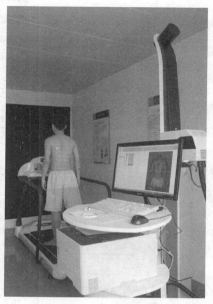

图 7　4D 脊柱功能检测

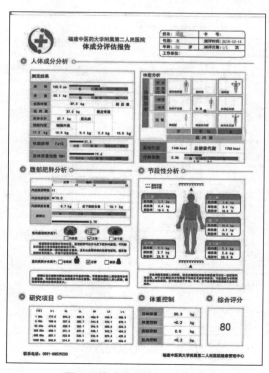

图 8　体成分检测报告示例

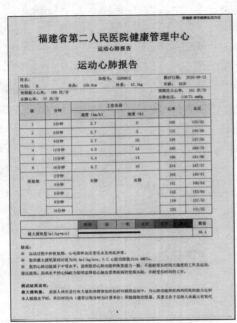

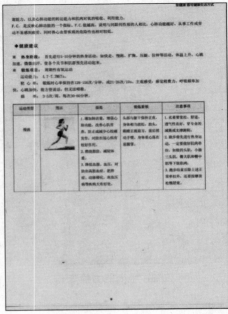

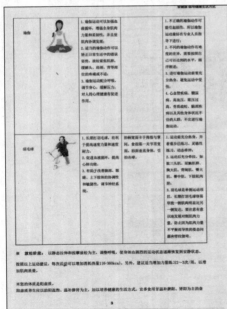

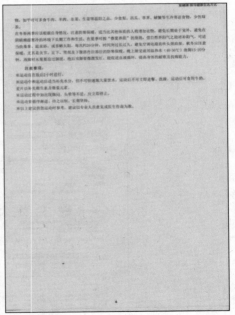

**图 9　运动心肺报告示例**

其次,我们推行"常规体检 + 专项筛查"的个性化体检模式,即通过详细的检前问卷调查,了解个人的基本情况(年龄、籍贯、职业、婚否等)以及家族史、既往病史、现病史、手术史、当下的不适症状和日常的饮食、运动、睡眠情况等,制定个性化的、最科学、最具性价比、最优的体检项目组合,做到真正为体检客户着想。

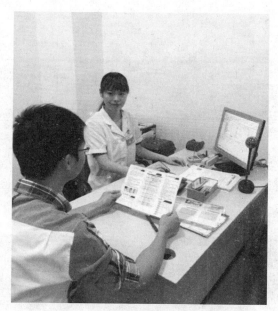

图 10　检前个性化体检项目制定

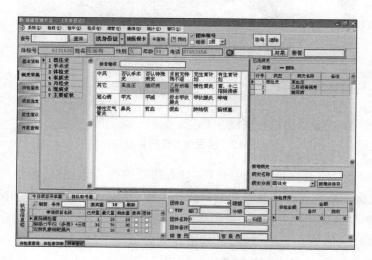

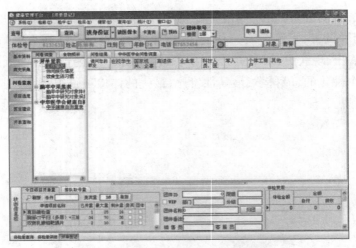

图 11　检前问卷调查系统界面

检后,中心会为体检客户提供免费的咨询服务,安排高年资咨询医生为体检客户全方位解读体检报告,告知需要及时就诊或治疗的体检异常,并指导日常饮食生活宜忌等。

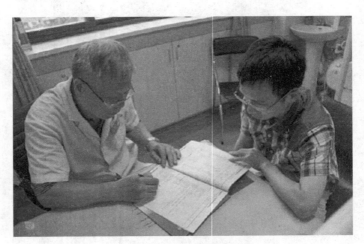

图 12　检后全方位报告咨询

中心还专门设立检后健康管理门诊,依托中医专家团队,重点围绕常见病、多发病的高危人群展开专项健康管理工作,并成立胃肠癌早期防治工作室和宫颈癌早期防治工作室,推进癌症的早期防治工作。咨询医生会根据体检客户的病史、体检异常结果等,将其推荐到合适的专科门诊进行专项健康管理。门诊专家在判定体检客户属于欲病或已病状态后,给予饮食、起居、情志、运动、传统功法锻炼等方面的生活调护建议,并对症施予中医特色干预疗法,包括针刺、艾灸、拔罐、推拿、穴位贴敷、刮痧、砭石、生物陶瓷热疗、电针治疗、TDP 特定电磁波治疗等,必要时配合药物,全方位、多途径地为体检客户提供有针对性的个性化健康管理服务,定期随访复查并评估其疗效,为体检客户建立动态、连续、完整的个人健康档案,实现健康评估、干预、追踪管理等一站式健康管理全程服务,促进体检客户整体健康水平的不断提升,持续提高体检客户满意度。本中心采用专科专病健康管理门诊和癌症早期防治工作室的创新模式取代普通的检后门诊,促使健康管理服务进一步走向精细化、专业化和个性化,同时优化了诊区布局,提高了本中心健康管理的综合服务水平。

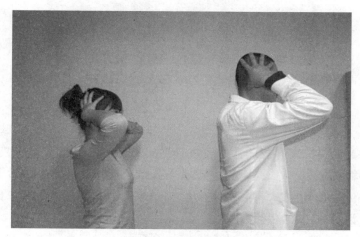

图 13　颈椎穴位按摩法

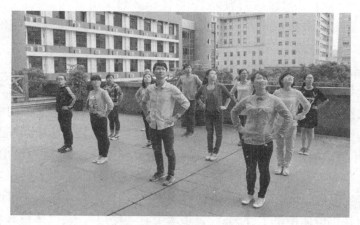

图 14　颈椎养生保健操

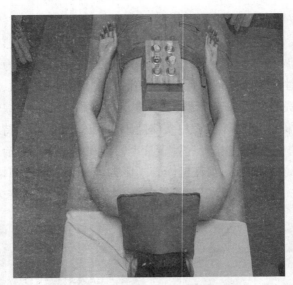

图 15　中医特色干预疗法——生物陶瓷热疗 + 艾灸

## （二）多元化的健康宣教

本中心通过图文并茂的常见病防治三折页宣传手册、健康体检数据年报、宣传栏、移动式易拉宝、多媒体电视、官方微信公众号及健康小讲堂等形式开展多元化健康宣教，大大提高了体检客户的健康素养，促使体检客户自觉培养良好的生活习惯，防治生活方式病。

1. **宣传手册**　图文并茂的常见病防治折页和宣传手册放置于中心的一至六楼走廊、候检 / 候诊区的展架上，供体检客户免费取阅，内容主要为常见病的定义、病因、高危因素及日常饮食、起居、情志、运动的调护方案和自我保健功法（如穴位按摩法、养生保健操等）。

2. **健康体检数据年报**　2015-2018 年，本中心分别对每个年度近 16 万人次的健康体检大数据进行统计分析，并将结果汇编成《福建中医药大学附属第二人民医院健康体检数据年报》。该年报在福建省医疗体检机构中首次创新性地基于大数据描绘了福建省尤其福州地区居民的整体健康状况及不同性别、不同年龄段的疾病谱分布，指出现存的主要健康问题，并逐一给出饮食、起居、情志、运动等方面的健康建议以及关于就诊、复查的相关指导，对当地居民的日常养生保健，制定下一步体检计划提供了重要参考。《年报》刊印成册，部分赠送给各单位体检员工，部分放置于本中心各楼层展架，供体检客户免费取阅。年报内容详实、建议科学，在体检客户中广为传播，口碑极好，成为体检客户日常保健及年度体检的实用指南。

3. **健康小讲堂**　自 2019 年 4 月起,本中心于体检超声区开设专门的健康小讲堂,采用"现场讲座+互动问答"的形式为体检客户普及健康知识,提高体检客户健康素养。

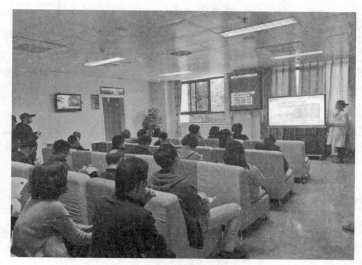

图16　健康小讲堂活动

4. **宣传栏、移动式易拉宝**　张贴或摆放于本中心各楼层,普及中医"治未病"理念和养生保健、健康管理的权威知识。

5. **多媒体电视**　放置于本中心各楼层,循环播放养生保健科普视频。

6. **"福建省二院健康管理中心"微信公众号**　创立于 2013 年 7 月,现拥有近 17 万人次的关注用户,文章阅读量大(单篇最高阅读量 2 万⁺),在全国中医医院公众号周榜榜单(根据微信公众号综合影响力 WCI 指数排名)上曾名列第五。公众号定期发布图文并茂的养生科普类文章,多次被《福州晚报》、口碑医生等权威媒体请求授权转载。体检客户通过微信公众号还可随时随地查询自己的既往体检报告,并可免费咨询在线医生,获得权威专业的解答。随着公众号影响力的不断攀升,其在提升大众健康素养、传播健康科普知识方面发挥着越来越重要的作用。

**（三）热心社会公益,助力健康中国**

作为公立三甲医院的健康管理中心,我们一直秉承"全心全意为人民健康服务"的公益精神,积极响应"健康中国"的国家战略,主动承担健康管理的社

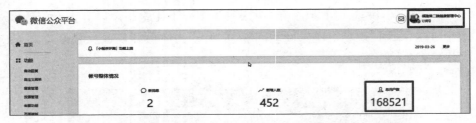

**图 17　"福建省二院健康管理中心"微信公众平台**（关注用户数、文章阅读量）

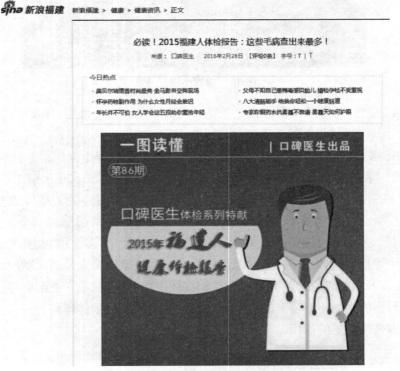

**图 18　权威媒体转载 - 新浪福建**（网站）

《**必读！2015 年福建人体检报告：这些毛病查出来最多！**》

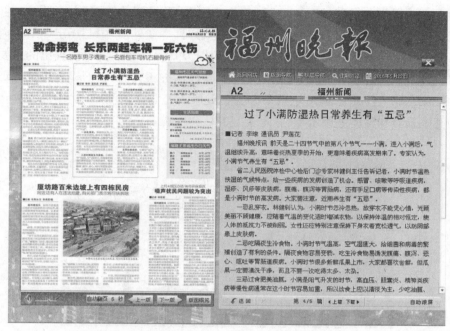

图 19　权威媒体转载 - 福州晚报《过了小满防湿热，日常养生有"五忌"》(2016.5.22)

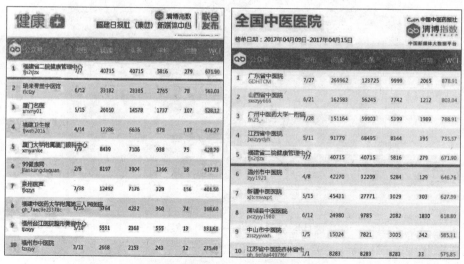

图 20　"福建省二院健康管理中心"微信公众号排行榜榜单

（健康类公众号 / 全国中医医院）

会责任,每年定期开展"健康宣教服务进社区"系列公益活动及大型义诊活动,为老百姓提供免费的健康咨询服务,并发放实用的养生保健宣传手册,将"健康促进"的触角深入到社区、基层,广受群众好评。此外,本中心还定期组织内部专家举办免费的公益健康讲座,深入各体检单位,针对不同单位查出的主要体检异常,通过健康讲座的形式给予有针对性的健康宣教,全面提高单位员工的健康水平。本中心通过定期举办公益健康讲座和义诊活动,逐步提升大众的健康素养和整体健康水平,赢得良好的社会反响。

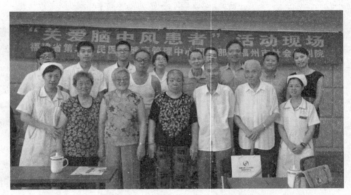
图21　关爱脑中风患者活动——福州市社会福利院

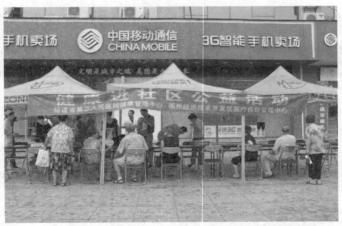
图22　健康进社区公益活动——福州市经济开发区医保中心

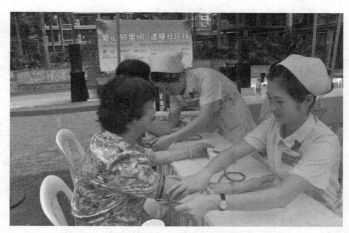

图 23　"爱心邻里间,温暖社区行"义诊活动

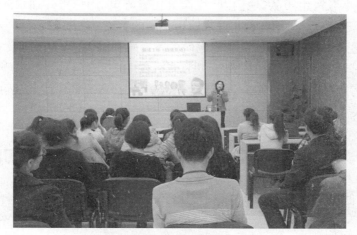

图 24　情绪管理健康讲座

# 三、取得成效

　　经过健康管理中心各位职工的共同努力,2007 年,中心被评为国家中医药管理局第二批"治未病"服务试点单位;2012 年,中心申报成为国家中医药管理局"十二五"中医预防医学重点学科和治未病重点专科培育单位,现已双双通过国家中医药管理局验收;2013 年,中心被授予全国首批"健康管理示范基地旗舰单位";2017 年,中心获评福建省医疗"创双高"建设省级临床重点专科建设单位。

（池煜霞　尹莲花）

# 医者扮"丑"送欢乐　大爱无疆促健康

## ——济宁市第一人民医院小丑医生志愿服务项目

2015年12月成立至今的济宁市第一人民医院小丑医生志愿者团队是山东省首支小丑医生团队,他们以"用微笑抚慰心灵、用色彩传递快乐、用爱心感动世界"为宗旨,运用各种小丑表演中常用的手段、魔术、舞蹈,安慰患者、逗乐患者,通过欢笑治疗缓解患者对医院的不适感和恐惧感,为患者及家属提供精神支持,开展了小丑医生送快乐进医院、小丑医生送科普进校园、彩虹伞青少年自护教育等一系列爱心公益活动,受到了社会各界的关注和认可,被誉为"大美心灵小丑医生"。

## 一、发现患者心理关爱需求,找准健康关爱服务切口

随着健康理念的不断丰富,现代医疗逐渐向"生物-心理-社会"的模式转变,到院就诊患者除了忍受身体上的疾痛,同样承受着巨大的心理压力:如身体不适带来的沮丧感,对医院环境不熟悉带来的陌生感和孤独感,不了解病情和治疗带来的抗拒感和恐惧感等,身体和心理的双重压力使得他们比别人更需要关心、关怀。特别是患儿,陌生感和恐惧感让他们更加抗拒医院和医务人员,不配合治疗。另一方面,科学研究显示快乐与健康之间联系密切,它能促使大脑产生更多的内啡肽,从而减轻痛感,还能促使身体生成更多的白细胞,提高免疫力。如果在院内还是仅延续既往的重临床、轻心理关爱,不从根本上重视和执行"有时去治疗、常常去帮助、总是去安慰"的人文理念,医患之间的沟通鸿沟就难以跨越。于是济宁市第一人民医院在认真讨论后提出:开展院内关爱服务创新,在医疗体系中融入"小丑医生"这样一个润滑剂、缓冲屏式的志愿者,帮助患者完成"医学术语翻译",帮助医生承担疏导患者情绪的工作,开展人文服务,从根本上缓解患者在就医过程中的紧张焦虑情绪,促使医

患关系得到有效的改善。

　　说干就干。医院将团委确定为牵头组织,在院内组织建设小丑医生志愿者团队,希望通过小丑形象夸张模仿医务人员的措施帮助患者熟悉疾病的诊疗程序,根据患者情况精心设计的表演项目与患者积极互动,利用欢笑对于人的影响使患者能更好地配合医务人员的治疗从而达到治疗目的。经过筹建,2015年12月济宁市第一人民医院小丑医生志愿团队正式成立。这个团队以团员青年为主体,通过在全院范围内招募志愿者开展"小丑医生"志愿服务活动。活动地点定在医院儿科病房、小儿外科病房、儿科门诊、儿童输液室、儿童康复科以及学校、社区。

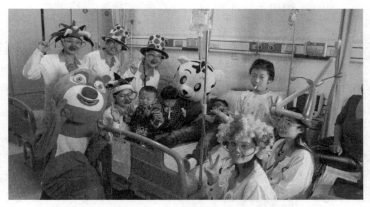

**图1　2016年12月5日"小丑医生"走进小儿外科——
让孩子们不再恐惧医院　爱上白大褂**

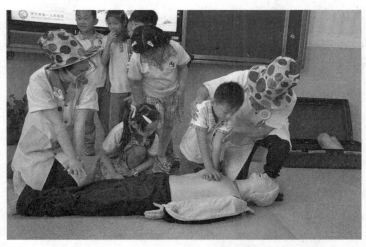

**图2　2016年5月25日"小丑医生"走进济宁师范附小送科普**

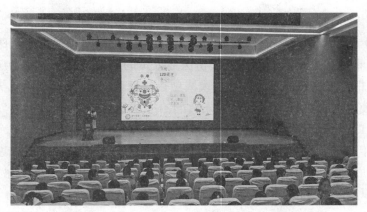

图3　2019年3月22日"小丑医生"走进海达行知学校

## 二、严格培训制度加强管理　确保志愿服务名副其实

　　小丑医生志愿者团队的每一位志愿者都是经过培训后上岗的。医院团委为"小丑医生志愿者团队"量身制定了培训课程,内容包括小丑医生志愿服务的意义、沟通技巧、儿童常见疾病、儿童心理、应急心理、表演培训等,一方面帮助志愿者了解患儿及其家属需求,更好开展活动;另一方面帮助志愿者了解活动可能遇到的困难及应对方式,减轻心理负担。为了更好地与小朋友沟通,医院还特别邀请心理专家对小丑医生志愿者开展心理专业培训。经过2次内训、3次实践活动,报名的志愿者才获得由团队颁发的小丑医生志愿者合格证。截止目前,已经有49位志愿者获得"小丑医生志愿者合格证书",8位志愿者获

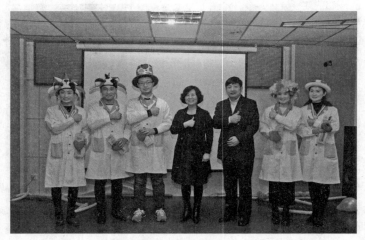

图4　院领导给小丑医生志愿者颁发优秀小丑医生勋章

得"小丑医生科普讲师证"。同时每年评选一定数量的优秀志愿者,对其进行表彰奖励。小丑医生志愿者,定期内不参与活动的,将会被清出团队。

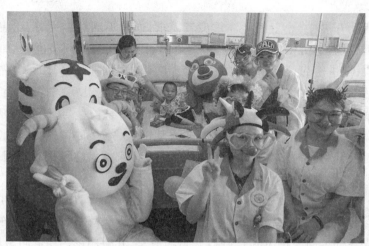

图5　2017年6月1日"小丑医生"送快乐进儿科病房——六一儿童节病房里的欢乐颂

为了使活动更加规范,让更多的人群受益,团队将每周二定为"小丑医生"活动日,每两周开展一次活动,特殊节日时,根据需要策划特别活动。每年5月、6月、9月、10月定为小丑医生送科普集中活动月,每周至少在两所学校开展送科普活动,其它时间每月至少开展两次活动,使活动基本做到了定期、定时、定点开展。目前,家长和患儿已熟知"小丑医生"活动时间安排,很多小朋友会在活动当天提前做好准备,迎接"小丑医生"的到来。通过争取,济宁市第一人民医院青年志愿者服务站及医院团委青年志愿基金为小丑医生志愿项目提供项目资金。

小丑医生项目对每一位志愿者有"你关爱别人,我们关爱你"的理念。小丑医生志愿者团队在为孩子们服务的同时也积极为志愿者们服务,小丑医生主动去志愿者孩子的班级送科普,和志愿者的孩子一起过生日等等。团队一直也让志愿者们同时感受到爱与快乐的力量。

目前,小丑医生志愿者团队共拥有136名志愿者,核心成员27人。截止目前,累计开展134场志愿服务活动,其中送快乐进病房58场,送科普进校园76场,受益人群2.5万余人。小丑医生志愿者团队"送快乐、送科普"活动服务模式日益成熟、队伍不断壮大、服务内容不断扩展、示范带头作用明显、社会效应显著。

## 三、抓住患者需求制定目标　因地制宜本土开展活动

在活动开展中,小丑医生注重患者需求,通过不断总结完善,给患儿营造欢乐氛围,减轻患儿对医院、医生、护士的恐惧,解决患儿心理问题、维持患儿心理健康,促进医患关系。小丑医生志愿者团队根据住院、门诊患儿特点制定不同的活动模式,在住院患儿中,他们重点深入了解患儿疾病状态、心理状态,给予鼓励和支持,令患儿积极配合治疗,同时邀请家长参与,促进家庭亲子关系和谐。在门诊患儿中,针对门诊患儿流动性大、停留时间短的情况,着重缓解患儿对打针、扎手指、雾化等操作的恐惧,减轻家长焦虑紧张的心理,同时进行健康宣教,促进健康生活习惯的养成。

"小丑医生"挖掘了各种丰富的活动形式。每次活动由 5~10 名小丑医生志愿者参与,时间约 1~2 小时。小丑医生送快乐进医院活动中,小丑医生志愿者装扮成各种卡通人物,在门诊(以儿童输液室、儿科门诊为主)、病房(以儿童康复科、儿科、小儿外科等为主)表演魔术、讲故事、唱歌跳舞、与患者互动,鼓励患儿勇敢积极地配合治疗,完成"医学术语翻译",将爱与关心转化成一阵阵笑声传递给患儿,缓解他们的不适应,消除对医院和医务工作人员的恐惧感,给予精神支持,增进医患相互理解,同时进行健康宣教,促进健康生活习惯的养成。小丑医生送科普进校园活动中,小丑医生通过互动情景教学调动孩子们学习积极性,提升他们自护自救能力,让孩子们在快乐中学科普。彩虹伞青少年自护教育系列活动中,小丑医生把急救知识和卫生知识进行编排,开设

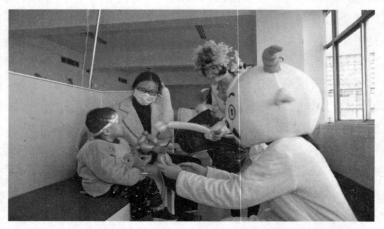

**图 6　2018 年 3 月 5 日"小丑医生"走进儿科输液室送欢乐**

《如何过一个健康的假期生活》课程,针对暑假、寒假里孩子们可能会出现的生活健康问题和外出游玩会遇到急救常识进行互动式的讲解,真正做到医疗健康知识和急救常识从娃娃抓起。

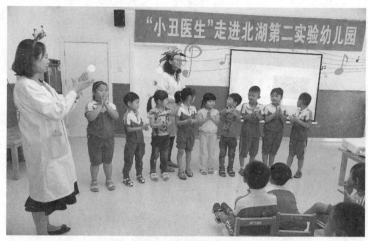

图7 2017年6月7日"小丑医生"送科普走进北湖第二实验幼儿园——如何把小手洗干净

"小丑医生"还将活动内容和范围进一步延伸,创新性成立青少年儿童健康教育基地,让青少年走进医院,学习医学知识,掌握生活好习惯,消除对医院的恐惧,理解医务工作者的辛苦,学会感恩。通过儿童健康教育基地的活动,青少年产生了对医学的浓厚兴趣,并立志长大后也要做一名治病救人的医生。

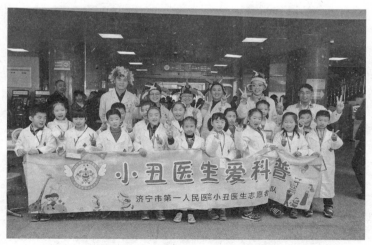

图8 小丑医生志愿者团队开设青少年儿童健康教育基地

在活动时,为了避免"小丑医生"到中国后"水土不服",考虑国内小朋友对"小丑"形象较为陌生,"小丑医生"队伍增加了许多小朋友熟悉的新朋友,如喜羊羊、熊大、熊二、巧虎、孙悟空等。为了丰富服装、道具,"小丑医生"或串街走巷或自己动手,寻找或制作适合于小朋友玩耍的道具,并认真练习魔术。小丑医生志愿者还设计了小丑医生卡通形象并制作成队标、队徽、队旗,充分营造小丑医生志愿项目的文化氛围。小丑医生作为一种新型医患沟通模式展现在患者和家属面前,通过趣味表演来缓解病人的紧张情绪,帮助他们度过艰难的治疗过程;通过互动的方式给孩子们讲科普,让孩子们在快乐中学到健康

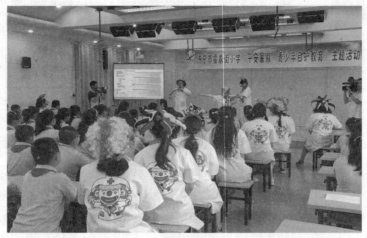

图9 "彩虹伞"青少年自护教育系列活动——济宁霍家街小学

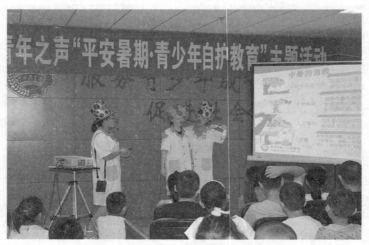

图10 "彩虹伞"青少年自护教育系列活动——济宁青少年宫

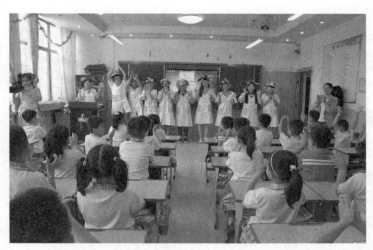

图11　2016年5月25日"小丑医生"志愿服务队走进济宁师范附小送科普

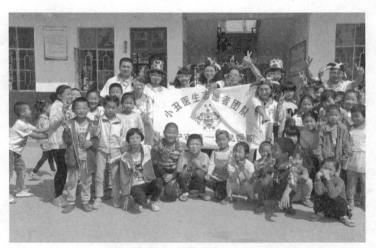

图12　2016年9月22日汶上县白石小学，"小丑医生"送科普走进留守儿童

和急救知识；得到了患者及其家属的喜爱，让病患感受到医务工作者的努力。现在小丑医生逐渐成为医院乃至全济宁市一道亮丽的风景线。

　　作为山东省首支小丑医生志愿者团队，经过不懈努力，"小丑医生"已逐渐被患者和社会大众所认识、熟悉、喜爱。同时，济宁市第一人民医院小丑医生志愿服务项目得了国家卫健委、团省委、团市委领导和专家的充分肯定。大众日报、齐鲁晚报、济宁日报、济宁晚报及济宁电视台、任城电视台等媒体竞相报道；搜狐网、大众网、济宁新闻网等多家网络媒体转载宣传；中国志愿者、济宁团市委等微信平台力推项目。团队先后荣获第二届山东省青年志愿服务项目

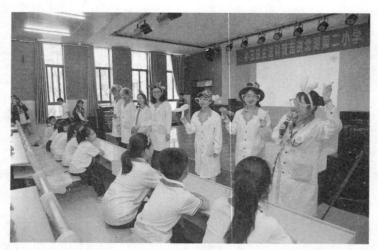

图13　2017年6月7日"小丑医生"送科普进北湖第二小学——"彩虹伞·平安暑假"青少年自护教育活动

大赛金奖、第三届中国青年志愿服务项目大赛铜奖、2016年山东省学雷锋志愿服务"四个100"先进典型最佳志愿服务项目等荣誉称号。2018年3月被山东省委宣传部命名为全省学雷锋活动示范点。"小丑医生"在全国各地以快乐天使的形象进入公众视野,向更多群众传递欢乐的行"医"之道。

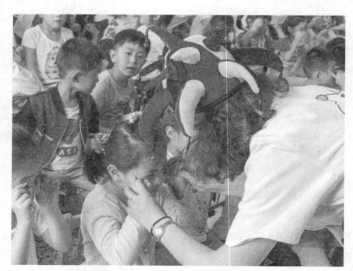

图14　2016年6月3日红星幼儿园,"小丑医生"送科普——如何拥有一双明亮的眼睛

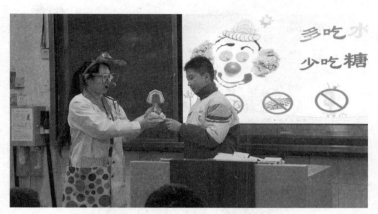

图15 2016年11月26日济宁附中,"小丑医生"送科普走进初中——好习惯的养成你做到了吗?

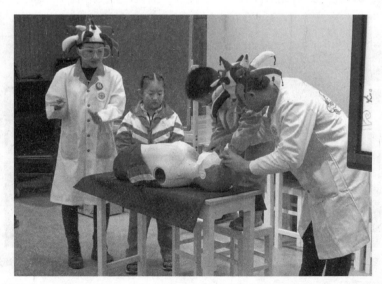

图16 2016年11月29日济宁实验小学,"小丑医生"送科普走进小学——如何正确进行心肺复苏

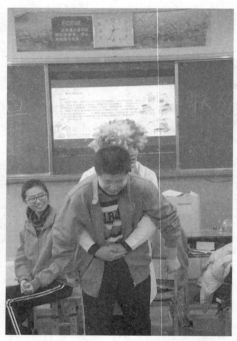

图17　2016年12月30日济宁一中,"小丑医生"送科普走进高中——学急救为自己也为他人

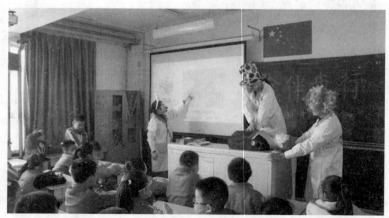

图18　2017年4月21日"小丑医生"送科普走进东门小学——如何正确施行胸外按压

（董婉婷　李　芳）

# 用爱搭建桥梁　呵护折翼天使　传递温暖力量

## ——黄石市妇幼保健院自闭症康复中心
## 健康教育助力自闭症儿童

## 一、工 作 背 景

　　自闭症儿童的健康成长，越来越多地引起社会的广泛关注。自闭症，又称孤独症，是一种广泛性发展障碍（pervasive developmental disorders），在语言和非语言的沟通及社会交往有显著缺陷，并伴有刻板行为，通常在 3 岁前症状已经出现。2014 年统计数据显示，全球自闭症患儿已经达到 6 700 万，我国目前有 1 300 万自闭症患儿，平均每 100 个孩子中就有 1 个自闭症患儿。美国的最新数据显示自闭症患儿的比率为 1/59，即 59 个孩子中就有 1 个患有自闭症，我国的自闭症患者数量在不断升高，据全国残疾人普查情况统计，儿童自闭症已占我国精神残疾首位，并且患病率正逐年上升，而未来被诊断发现和有自闭症倾向的则可能更多。

　　鄂东医疗集团黄石市妇幼保健院是湖北省第一家能达到国际医疗服务水平的妇幼医疗保健机构，2016 年荣膺"黄石市医院健康先进单位"，2017 年 4 月通过了 JCI 评审，正在积极创建全国健康促进与教育示范基地。黄石市妇幼保健院作为一家三级妇幼保健医院，肩负着提高妇女儿童健康水平和改善人口质量的神圣使命。医院成立了黄石地区首家自闭症儿童康复中心，填补了鄂东地区的空白。机构多次外派人员到武汉、杭州等地的自闭症专业机构培训、进修，并引进自闭症专业的研究生，目前已开展自闭症儿童 PEP3 评估、采用 ABA 应用行为分析法、图片沟通系统 PECS、地板时光、感觉统合等方法进行干预治疗。健康教育和健康促进在自闭症儿童管理和康复过程中，发挥着非常重要的作用。

# 二、工作模式

## （一）落实健康促进理念

### 1. 总体规划

发展成为黄石市最大规模最专业的自闭症儿童康复中心；

发展成为黄石市自闭症康复资源（指导和咨询）中心；

发展成为自闭症儿童康复教师及家长培训中心。

### 2. 管理体制　

自闭症儿童康复中心由管理者、医师、康复师、护理团队组成，管理者主要负责团队总体方向的控制、管理与协作；医师主要负责疾病的诊断、评估与方案的确定；康复师主要负责治疗与方案实施；护士主要负责药物使用和护理。

## （二）开展健康教育活动

### 1. 自闭症健康知识培训

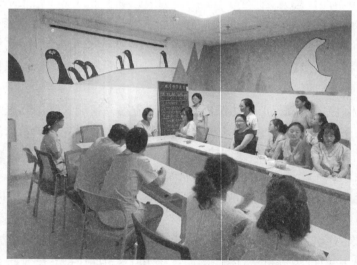

图 1　自闭症儿童 ABA 方法实操培训

自闭症儿童康复中心人员每周二和周四接受自闭症健康知识的培训。康复师运用应用行为分析中 DTT 回合方法进行操作练习。学习内容主要为：①孤独症概况、诊断标准；② ABA 应用行为分析教学法、TEACCH 结构化教学法、DTT 回合教学法等;③对问题行为的 ABC 记录及干预;④自闭症儿童语言的干预。

2. **电视台普及健康知识**　康复医学科多次参与电台栏目录制,讲解自闭症儿童健康教育知识,并对广大观众进行自闭症的宣传和普及。

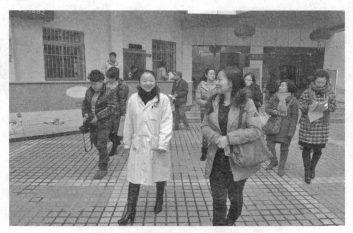

图2　市电视台来康复医学科采访

3. **社区宣传咨询服务**

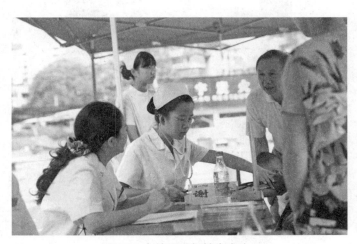

图3　在社区进行健康咨询

## (三)促进门诊健康宣导

宣教室开展健康教育及健康促进干预,患者集中,咨询方便,专家能够对

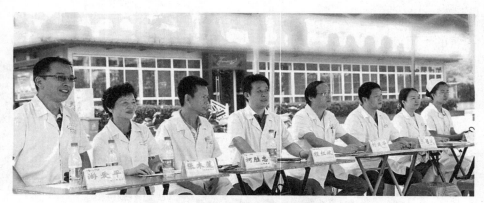

**图 4　在社区开展健康宣讲**

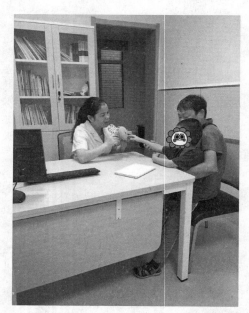

**图 5　医生在门诊对自闭症患儿进行一对一的健康教育**

患儿进行有效的健康干预。

### （四）特色课程促进健康

为了对孩子们进行更好的健康干预,我们为每个孩子做细致的评估和计划。流程为:①治疗师对报名的患儿进行系统的评估;②根据孩子的基本能力,合理分配班级;③制定月计划、周计划以及详细的每日课程计划;④3 个月以后复评,检验课程效果和孩子进步情况,进行课程调整。课程形式分别如下:

## 1. PEP3自闭症儿童专业评估

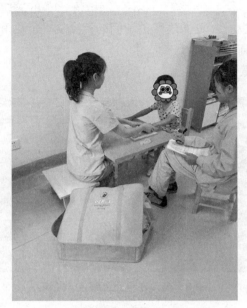

图6　老师在为自闭症儿童做评估

## 2. 感统课进行健康干预

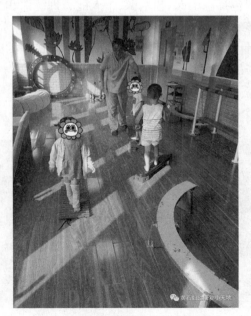

图7　老师在室内上感觉统合游戏课

感统游戏课将感统训练融入到各类游戏中,让孩子在游戏的过程中潜移默化地接受训练。感觉统合游戏课不仅能锻炼孩子的感统能力,而且能提高孩子的积极性和主动性,更能培养孩子们的社会交往能力和团队合作、竞争意识,从而更好地提高康复效果。

3. 户外集体课快乐学习

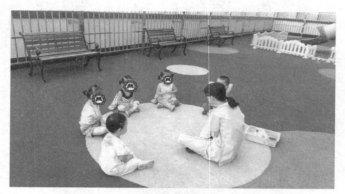

图 8　老师在户外上颜色认知课

自闭症儿童在幼儿园适应有困难,无法很好地在集体环境中学习和生活,不能真正地与社会融合。为帮助自闭症儿童解决这一问题,康复医学科开办了集体课。集体课包括思维课、艺术课、个人能力训练课和游戏课。每节集体课可接收 6~8 个孩子,课程中填写课程记录表和拍摄孩子学习照片,实时记录孩子的变化,用以针对孩子变化而修改计划,以达到最好的康复效果。课后及时与家长沟通孩子的情况,分享照片。此课程是该科室自主研究创设的,这一特色课程大大提高了孩子的社会适应性。

4. 一对一的个别化教育训练

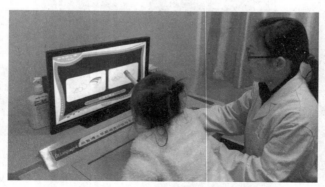

图 9　语言康复师在用启音博士软件进行训练

### 5. 小组课促进合作互动

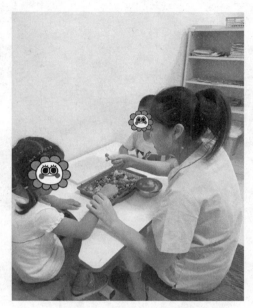

图 10　老师上小组课

## （五）组织活动促进健康

开展丰富多彩的课外活动对自闭症儿童的身心健康发展有着重要意义，为此，我们组织了多项活动。

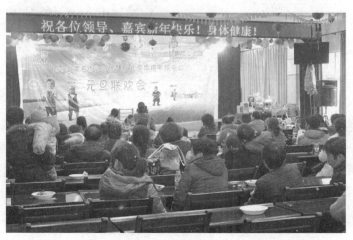

图 11　康复医学科在 3 号楼为特殊儿童举办元旦联欢会

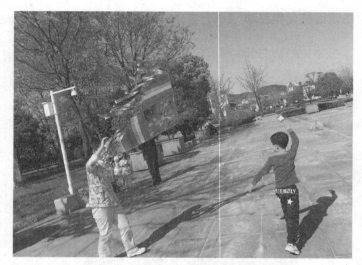

图 12　孩子在老师和家长陪伴下放风筝

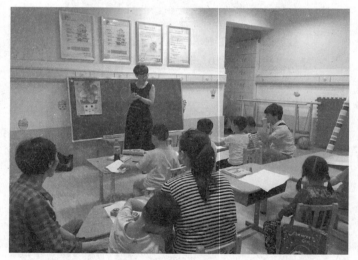

图 13　社会爱心人士来康复医学科教小朋友们画画

　　自闭症儿童在家长、志愿者和护士的帮助下,用稚嫩的手握住画笔勾勒出美丽的花朵。志愿者每周 2 次教自闭症儿童学习画画,孩子们利用艳丽的色彩,表达着对世界的认识与热爱。丰富多彩的活动培养了孩子的兴趣,温暖了孩子的心灵,从而积极向上,健康成长。

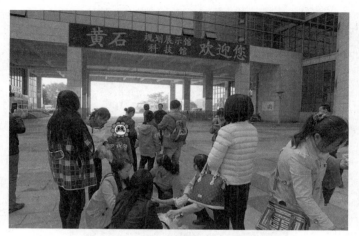

图 14　康复医学科组织科技馆一日游

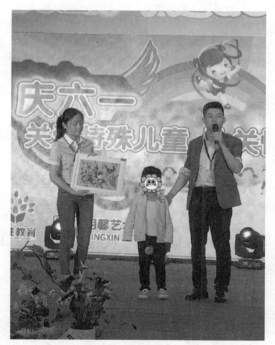

图 15　康复医学科在万达举办关爱特殊儿童公益画展

## （六）电话随访传播健康

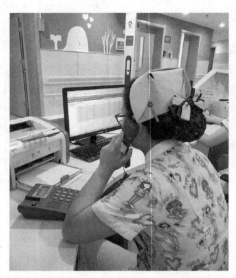

图 16　护士在进行电话随访,关注自闭症儿童在家庭中的健康教育情况并给予指导

## （七）"家长课堂"宣讲健康

为普及自闭症儿童相关知识,康复医学科每月开展"家长课堂",提高家长对自闭症的认识,了解自闭症的新动态,熟悉并掌握自闭症家庭康复的训练方法及治疗原则。

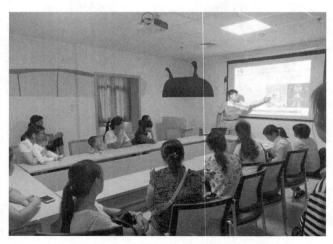

图 17　康复师进行家长康复培训

该科康复治疗师为家长讲解精细运动的家庭康复训练方法和治疗原则，内容包括精细运动发育、手眼协调训练、日常生活活动能力训练、亲子游戏等，训练内容是为了提升精细运动发育水平，增强手眼协调功能，增进亲子之间感情交流，提高日常生活自理能力。

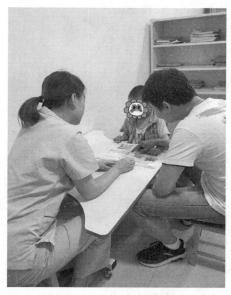

图18　康复师指导家长对自闭症儿童进行康复训练

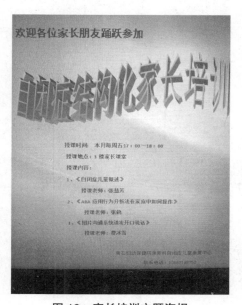

图19　家长培训主题海报

### （八）构建平台传播健康

　　**1. 公众号的建立，实时发布最新的健康讯息**　自闭症儿童康复中心公众号的建立，受到了广泛的关注，深得大众喜爱。每年推出200余期，拥有5万人的粉丝群。

　　**2. 家长微信群平台，及时为患儿进行健康咨询**　微信群的创设，方便医生和治疗师及时与家长沟通孩子的情况，在微信群里分享孩子训练中的照片，实时记录孩子的健康变化，用以针对孩子变化而修改计划，以达到最好的康复效果，健康成长。

### （九）温馨环境促进健康

　　安全、和谐的就医环境，有利于自闭症儿童身心健康，快乐成长。针对自闭症儿童特点，墙面绘制活泼图案，设置儿童室外游乐场、亲子卫生间，日常生活自理能力训练室、情景互动室,多感官室,配备了启音和启智博士认知训练设备,科室从自闭症特点出发,全方位满足其多种需求。

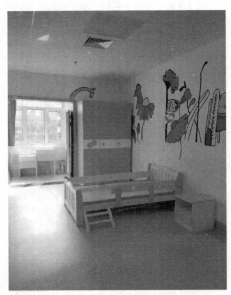

图 20　日常生活自理能力训练室

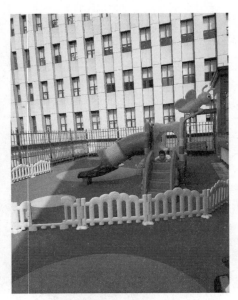

图 21　儿童室外游乐场

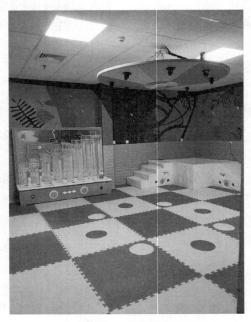

图 22　多感官室

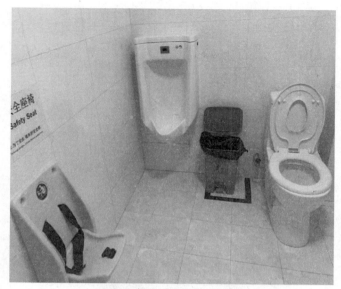

图23　亲子卫生间

# 三、工 作 成 效

### （一）自闭症儿童健康成长

自闭症儿童从医生诊断评估，到治疗师康复训练，每一个环节都在接触健康知识的熏陶，经过几个月的康复后，大部分自闭症儿童的能力得到了很大的提高，从无口语到能发音仿说，提高了认知水平，增加了交往互动，一些儿童通过训练后，能参加社会活动，进入普通学校读书。

### （二）健康教育人数增加

本年度，该科室健康教育总受益人数超过 5 000 人次，其中，健康教育与促进小组讲师团每年进行 40 场次讲座，受益约 3 000 人次，健康教育宣传咨询活动近 20 场，受益约 2 000 人次。

### （三）医患关系和谐发展

开展科室健康教育与健康促进工作，医患关系进一步和谐。在医患纠纷紧张的社会大背景下，该科室近几年基本上没有医疗纠纷。

用爱搭建桥梁，呵护折翼天使，传递温暖力量。在自闭症儿童的康复之路

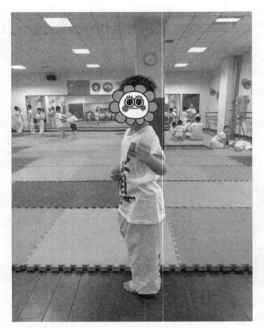

**图24　经多年康复,孩子较好地融入社会,参加社会活动**

上,医院将进一步拓展工作思路,提升业务能力,创新康复技术,为自闭症儿童点亮一片自由的星空。

（张　鹤　孙　蕊）

# 领略传统文化之深邃　感受中医中药之魅力

## ——重庆市南川区中医医院"八段锦"全民健康推广案例

2016 年 8 月,习近平总书记在全国卫生与健康大会上发表重要讲话强调:"没有全民健康,就没有全面小康。"同年,重庆市南川区中医医院率先提出"领略传统文化之深邃,感受中医中药之魅力"的新理念,并依托深邃的传统中医文化,结合全民健康精神,独辟蹊径,走出一条极具地域特色的"八段锦"全民健康推广之路。

重庆市南川区中医医院创建于 1980 年,前身系 1975 年成立的南川县中医药研究所。坐落于世界自然遗产、国家 5A 级旅游景区金佛山下,古老的凤嘴江之滨,毗邻西南文化之源尹子祠。沐浴着深邃传统文化的重庆市南川区中医医院,肩负着传承中医的伟大使命。近年来,医院注重发挥公立医院的示范、引领、指导和辐射作用,以敢为人先的魄力和勇气,构建中医网络,开展独具特色的"中医中药进万家"活动,完善中医专科集群,建立基层中医药示范单位,助推"重庆南川金佛山中医健康养生旅游基地"建设,中医药服务能力得到持续提升。

## 一、工作背景

2016 年,我国"十三五"规划纲要正式将"健康中国"战略纳入其中,保障全民健康,中医药大有可为。重庆市南川区中医医院一直遵循"中医为体、西医为用、体用结合、共享康宁"的宗旨,秉承"精诚仁和,传承发展"的院训,坚持"中医网络健全,中医特色突出,专科优势明显,西医追赶先进,社区服务到位,健康服务完善"的发展战略,竭诚以传承中医为己任,为推动"全民健康"工程贡献绵薄之力。

"八段锦"始于北宋,至今已有八百多年的历史。古人把这套运动比喻为

"锦",意为五颜六色,美而华贵,体现其动作舒展优美,视其为"祛病健身,效果极好"。此功法分为八段,每段一个动作,独立而完整,故名为"八段锦"。此运动与中医养生思想有机地结合,融合中医阴阳五行、经络学说,是动静结合、身心互动、健患均益的健身方法。医院紧抓南川区中医药健康旅游示范区创建、创建全国文明城区和创建全国健康促进区的契机,积极开展以"八段锦"为重点的健康促进医院推广工作,于金山风水之地掀起一波波传统中医的工作热潮。

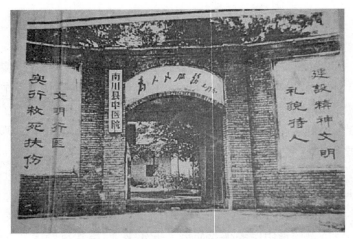

图1　医院尹子祠旧址

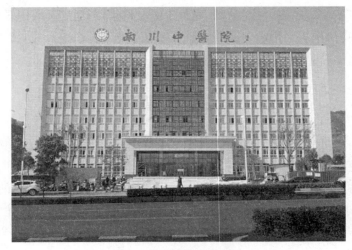

图2　医院隆化大道新址

# 二、主要措施

## （一）三级网络，自上而下推广"八段锦"

2014年，重庆市南川区中医医院成立健康教育与健康促进领导小组，设立健康教育科室，配备专职健康促进工作人员，制定健康教育年度工作计划，落实健康促进工作经费与设备，定期开展中医与健康教育相结合的技能培训，构建具有中医特色的健康教育三级网络。2016年，借助医院原有的健康教育三级网络，自上而下推广"八段锦"，倡导全民健康。

**1. 区级推广活动**　重庆市南川区中医医院作为区级诊疗单位，医院各科室在患者诊疗过程中，向患者普及"八段锦"的渊源及中医知识，介绍"八段锦"对身体的诸多益处，让患者重新认识中医"健康"理念。对门诊患者，有针对性地在常规健康教育的基础上推广"八段锦"，普及健康知识，强化患者的遵医行为，取得良好效果。2016年至今医院向门诊病人推广"八段锦"2万1千余人次，主要针对有腿疼、腰疼、不寐、食欲不振等症状的人群；对住院患者，在入院24小时内进行入院患者的健康教育，其中就包括"八段锦"的现场教学，出院后一周内进行电话随访，每月进行一次重点患者的入户健康教育和随访；定期举办"八段锦"健康知识讲座、患者课堂等活动向患者及其家属传授疾病预防、治疗、康复、保健知识，倡导健康的生活方式。

同时，积极参与区级重大活动，走进区级单位及企业，通过实地表演、现场

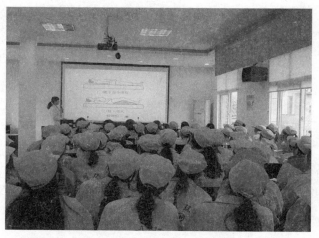

图3　开设健康教育讲座，向南川区环卫工人讲授颈部保健和"八段锦"

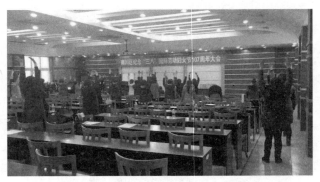

图4　走进机关,带领南川区妇女代表练习"八段锦"

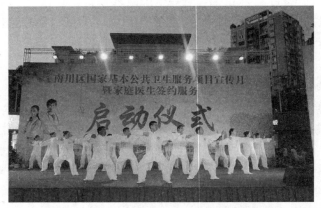

图5　在南川区国家基本公共卫生服务项目宣传月暨家庭医生签约服务活动上进行"八段锦"演练展示

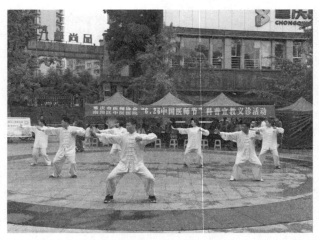

图6　在中国医师节科普宣教义诊活动上进行"八段锦"演练展示

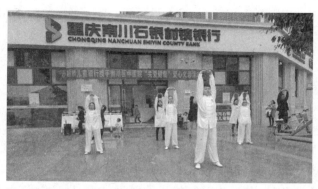

图7　在重庆南川石银村镇银行小麒麟儿童银行爱心义诊活动上进行"八段锦"演练展示

传授操作要领等方法,深入浅出地对"八段锦"的练习方法进行悉心传授,携手共同推进"八段锦"健康教育活动。

2. **乡镇级推广活动**　重庆市南川区中医医院"八段锦"养生文化传播队走进南川区 29 个镇、2 个乡,走进武隆区平桥镇宣传"八段锦"养生文化,同时成立慢病、针灸理疗康复等专科诊疗团队,对所管辖区居民进行签约式医疗服务、双向转诊、对口支援和"八段锦"健康教育,受益人群达 3 万余人,发放健康宣教资料 20 万余份,有效提高乡镇居民的自我保健意识,培养居民科学、文明、健康的生活方式及行为习惯。

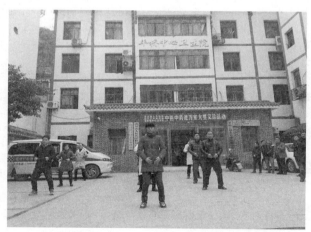

图8　走进武隆区平桥中心卫生院带领群众练习"八段锦"

3. **村级推广活动**　重庆市南川区中医医院以南川全区村卫生室为基层推广中心,以东方红、长远、龙济、新桥、来游、永隆、安平、沿塘、永合、会丰、金台等最基层的医疗单位为样本,定期在基层村卫生室举办关于"八段锦"的健康宣教,介绍一些健康小常识,使村卫生室成为"八段锦"宣教的活动场所。

**（二）以医院为阵地,由内而外推广"八段锦"**

重庆市南川区中医医院以医院为阵地,通过形式多样,丰富多彩的活动向人们普及"八段锦"的中医知识,当场传授"八段锦"的练习方法,让人们深切感受中医的健康养生理念。

1. 开设特色工间操,医生患者同练"八段锦"　2016 年,医院开始改变传统工间操模式,每天例行"八段锦"特色工间操,医院职工、患者及其家属均可参与。通过此项活动,营造出健康快乐的医患氛围,提高保健意识,积极响应国家"全民健康"的号召。

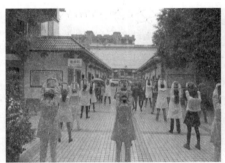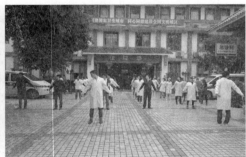

图 9　医院职工、患者及其家属于医院旧址练习"八段锦"工间操

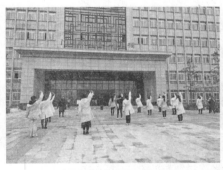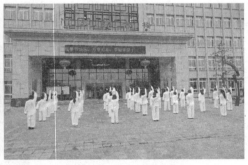

图 10　医院职工、患者及其家属于医院新址练习"八段锦"工间操

2. 开设"国学"讲座,讲授"八段锦"中医理论知识　2016 年,医院诚邀国学名家李里先生莅临南川开设"国学"讲座,通过现场讲授"八段锦"国学养生的奥妙,提升医务工作者对民族文化的认同感,提高医务工作者的医德水平,使医院广大医务工作者更深入地了解"八段锦"的精髓文化,从而更好地投入

到"八段锦"全民健康推广活动中。

**3. 以医院为基地,开展"六进"活动**　医院成立"八段锦养生文化传播队",通过走进景区、走进机关、走进社区、走进学校、走进企业、走进广场的"六进"活动宣传推广"八段锦",以中医文化带动全民健康。

"八段锦养生文化传播队"先后走进世界自然遗产、国家5A级旅游景区金佛山、国家湿地公园黎香湖等著名景区演练展示"八段锦";走进北京师范大学南川附属学校、重庆市南川区第三中学校、重庆南信集团有限公司、西城街道东方红社区、重庆市南川区示范幼儿园等20余家单位教导学员们练习"八段锦";分别在南川区体育馆、花山公园、九鼎山公园、永隆广场、鼓楼坝广场等人群聚集的地方进行40多场的"八段锦"演练展示;携手广场舞团队,把"八段锦"纳入广场活动的亮点展示。

一系列精彩纷呈的活动赢得了广大市民的认可和一致好评,并纷纷参与其中,营造出浓厚的中医热潮,推动了全民健身与全民健康的完美融合。

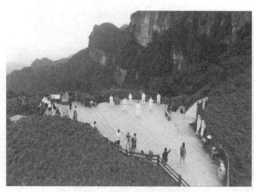
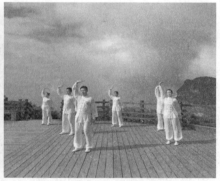

图11　在世界自然遗产、国家5A级旅游景区金佛山进行"八段锦"演练展示

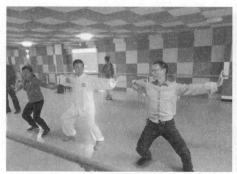
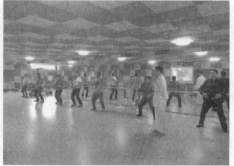

图12　走进重庆市南川区第三中学校手把手带教学校体育老师练习"八段锦"

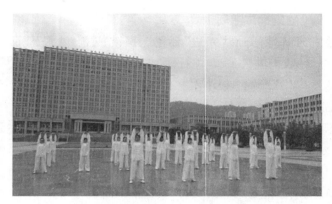

图 13　在永隆广场进行"八段锦"演练展示

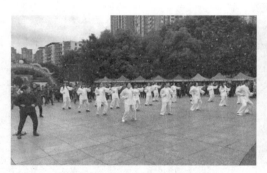

图 14　在鼓楼坝广场进行"八段锦"演练展示

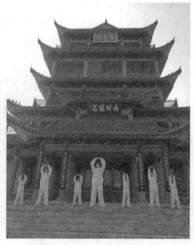

图 15　在九鼎山公园进行"八段锦"演练展示

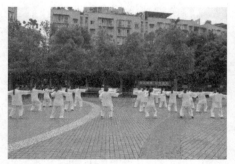

图 16　在花山公园进行"八段锦"演练展示

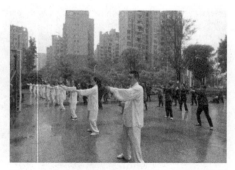

图 17　在南川区体育馆带领市民练习"八段锦"

### （三）利用多种媒体全面推广"八段锦"

**1. 传统纸媒**　创办内部刊物《南川中医》,主要面向重庆市内各医疗单位、区内基层医疗卫生机构、患者、家属及广大市民免费发放,通过介绍中医药知识、发布南川中医动态、传播"八段锦"健康知识。

**2. 微信公众号**　2016 年 6 月,医院官方微信正式开通,充分利用官方微信自媒体平台向市民朋友推送"八段锦"养生健康知识,医疗健康最新资讯等内容,传播健康知识,传承中医精髓。

**3. 广电媒体**　积极组织参与南川电视台开播的《中医药健康养生讲坛》,并于 2017 年选派 10 名专业医护人员参与录制该节目,介绍"八段锦"等中医文化和中药知识,传播养生保健知识,倡导养生理念,关爱健康人生。目前该节目已在南川区电视台多频道播出。

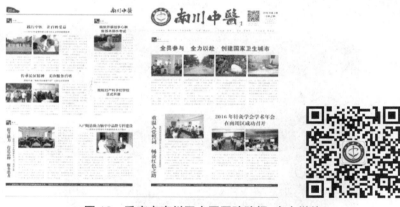

图 18　重庆市南川区中医医院院报、官方微信

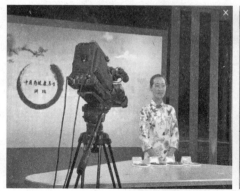
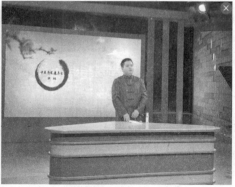

图 19　重庆市南川区电视台节目录制现场

**4. 视频媒体**　医院"八段锦"养生文化传播队不仅讲授健身气功"八段锦",而且还专门拍摄"八段锦"的教学视频。通过在医院大屏幕滚动播放,让更多的老百姓了解并学习"八段锦",扩大"八段锦"的普及率和地域影响力。

# 三、成　效

重庆市南川区中医医院通过三级网络自上而下、由内而外、多种媒体多平台多渠道的全方位健康推广,在南川区掀起了一股经久不息的"八段锦"热潮。

推广活动赢得了患者及群众的一致认可和赞扬,普及了传统中医养生理论及方法,促进了医患关系的和谐发展。

2016年以来,受益人群累计约15余万人次,并向周边地区辐射,有力地推动全民健身和全民健康的深度融合,为全面提高居民健康水平,营造健康文化,实现健康促进工作与经济社会协调发展,奠定了坚实基础。

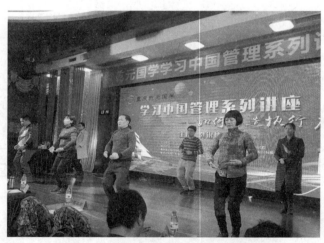

图20　医院职工在重庆国学课堂上进行"八段锦"演练展示

（吴成斌　陈晓丹　唐述权　黄义娟）

# "E"带"医"路,慢病管理＋时代

## ——常州市第二人民医院"医院－社区－家庭"糖尿病全程精细化管理工作实践

## 一、项目背景

　　以心血管疾病、糖尿病、癌症等疾病为代表的慢性疾病已成为影响中国居民健康和引起死亡的首要原因,目前中国确诊的慢性病患者已超过 2.6 亿例。以糖尿病为例,我国成年人的患病率已达 11.6%,糖尿病患者已高达 1.14 亿人,占全球糖尿病患者总人数的 30%。同时,在接受治疗的糖尿病患者中,血糖达标率不足三成,血糖长期不稳定,造成糖尿病并发症高发。

　　其实多数慢性病是可防可控的,健康的生活方式和公民良好的健康素养是防控的关键,在原卫生部号召开展的"全民健康生活方式行动"和"中国公民健康素养促进行动"的政策背景下,常州市第二人民医院作为一所集医、教、研、预防、急救为一体的现代化三级甲等综合性医院,结合 21 世纪医学发展战略:目标上移、重心下移、关口前移,顺应国家新医改方案,转变社区服务模式,基于慢病管理的"政府领导、全民参与、预防为主、防治结合、积极启动、稳步推进"指导思想,通过和横山桥医院等医联体合作模式,利用慢病管理平台对当地慢性病患者实施无缝化管理,提高糖尿病并发症筛查率、血糖达标率及知晓率,建立糖尿病防、治、研信息管理平台,实现多层次、全方位社区糖尿病资源共享。创新建立起一套完整的"赋权社区,群众参与"的医院社区一体化健康促进与健康教育组织模式和体系。

　　作为健康促进与教育的重要阵地,常州市第二医院依托与社区无缝对接,实现全程精细化管理,走出了一条开展医院健康促进与教育工作的新路,打造出了一批自己的健康促进与教育品牌。

# 二、过 程

横山桥社区卫生服务中心作为常州二院"E联体"的试点单位,已初见成效。利用"互联网+"时代的云技术,基于患者体征信号大数据的糖尿病并发症预警模型,建立了互联网+糖尿病管理云平台,通过掌控糖尿病慢病管理APP的使用,长期监测多种体征数据,重点监测糖尿病急性心血管事件发作前信号,进行大数据分析,做到早发现、早干预。

省庄村、横山桥村作为本次精细化管理的试点村,开展18周岁以上人群糖尿病健康筛查,初步筛查辖区内糖尿病高危人群和确诊的糖尿病患者,进行病情评估,分类管理。建立患者健康档案,并输入慢病管理系统,由村医按照标准化防治流程定期随访,观察治疗效果,患者可免费获得糖尿病云管理服务,由常州二院慢病管理团队互联网全程照顾,将相关数据连接传输至互联网+糖尿病管理平台,慢病管理团队根据目前国际公认的、先进的糖尿病管理方法,通过慢病管理APP可对患者情况进行实时监测与跟踪。

只要患者打开慢病管理APP,就能享受量身定制的便捷在线糖尿病管理服务。患者可以实时上传血糖血压等记录、进行健康风险评估、通过图文、漫画、电台等多种方式在线学习糖尿病相关知识,同时可以收到专科医生推送的照护处方,而医生则可以通过平台实时查看患者血糖、饮食、运动及用药情况等相关数据,提供进一步糖尿病防控建议和照护处方,并实现双向转诊,如血糖控制不达标、出现新的并发症或原有并发症出现异常、特殊人群、诊断未明、反复低血糖等患者由卫生院专病医生负责预约安排,常州二院慢病管理团队定期(每月一次)至现场集中访视(包括患者教育、并发症和骨密度筛查、制定诊疗方案等),进一步管理病人。病情改善的患者由社区家庭医生继续随访管理。符合转诊标准的患者预约登记,由卫生院批量集中转诊。急危重症患者给予及时转诊。让糖尿病患者就诊和自我管理变得更加便利。下一步,医院将把上述成功的经验和做法形成可推广、可复制模式,移植于新加入的医联体单位。让授人以渔成为一项长期工程,真正提升基层医疗机构自身的服务能力。同时,常州二院慢病管理团队每月一次对社区家庭医生及村医进行规范的糖尿病专业培训(包括糖尿病患者的接诊与处理流程、并发症的筛查、口服药和胰岛素的使用等),提供技术指导。定期考核社区家庭医生管理品质。并对社区糖尿病患者提供多种形式的健康教育,包括定期开展讲座、发放宣传手册、个体化教育、技能培训等,提高患者自我保健意识。通过一系列的科普健康教育、学习和互动活动,使患者和普通健康人做到了解自身的基本健康状况,掌握基本的健康知识和技能,养成科学健康的生活方式,学会必要的疾病预防和治疗方法,能对自身的健康问题进行管理。

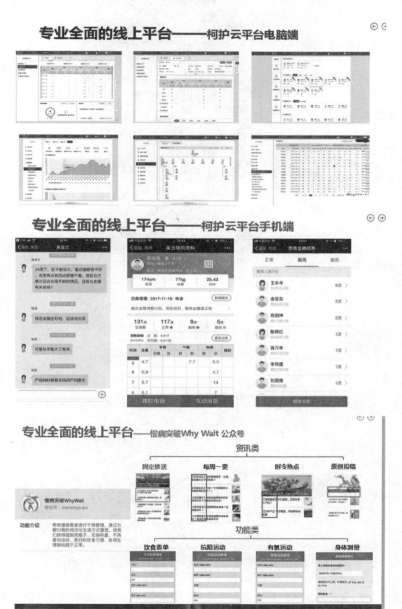

图1　常州二院互联网＋糖尿病管理平台,手机 APP,微信,电脑同步上线。目前微信公众号关注人数累计 10 万人以上

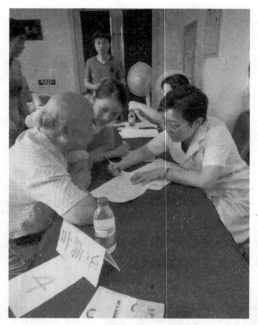

图2　常州二院慢病管理团队定期(每月一次)至现场集中访视制定诊疗方案等,进一步管理病人

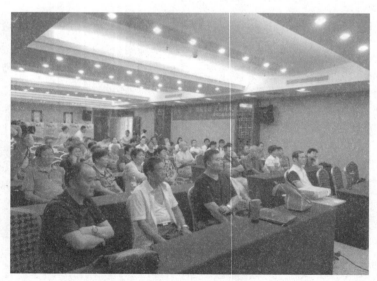

图3　2014年,常州二院慢病管理团队定期(每月一次)以欢聚一糖的形式"走出去"为社区糖尿病患者答疑解惑,提高了公众和高危人群预防糖尿病的整体意识,提高了糖尿病患者的自我管理能力

## 三、受众及成效

通过一系列糖尿病精细化管理的健康教育和健康促进服务活动的开展，我们共筛查了829位居民，为99位糖尿病前期及糖尿病患者建立档案并进行管理，而其血糖达标率（HbA1c小于7）由13.3%上升到31.8%，社区居民朱阿姨说以前不以为血糖高，问题有"这么严重"，平时习惯"东看看西问问"，吃药没个准，现在被这里的医师（社区）盯着牢，血糖指标不会上蹿下跳了，糖尿病的知晓率由41.5%上升到79.2%；糖尿病慢性并发症筛查率由9.9%上升到45.1%，通过我们糖尿病全程精细化管理，其血糖控制达标率、糖尿病知识知晓率及慢性并发症的筛查率分别较管理前提高了18.5%、36.7%和35.2%。

在"面"上营造了分级诊疗，精细管理的浓厚氛围，有助于整合社会资源，引导各界力量共同关注慢病管理的大课题；在"点"上构建了常州二院与各医联体单位的网络，发挥卫生计生专业特长，传递健康接力，以互联网＋的模式，普及健康知识，关心慢病患者，实现"E"带"医"路，慢病管理＋时代的活动主题。

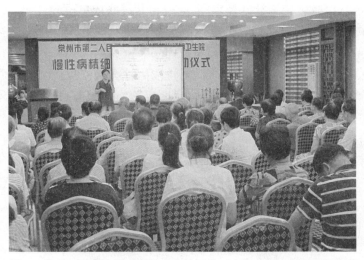

图4　常州二院慢病管理团队定期（每月一次）至现场进行患者教育

## 四、思考及展望

健康促进医院是一个理念，是一种文化。

当今社会已进入数字化时代，医学模式从以疾病为主导转变为以健康为

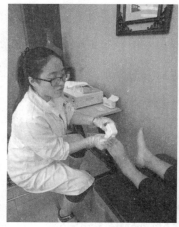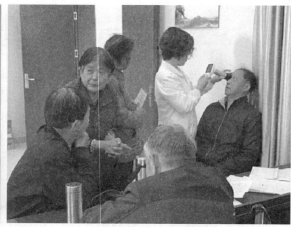

**图 5　常州二院慢病管理团队定期(每月一次)至现场进行并发症筛查**

主导,其模式亦步入了"慢病管理＋时代",常州市第二人民医院通过健康促进医院创建工作,依托其专业的管理能力及强大的专家优势,依靠网络平台力量,从治疗服务转变为健康服务,从偶遇型转变为全程型,从技术服务转变为人文服务,从医院转变为社区及家庭,通过与其医联体单位的合作,实现医院 - 社区糖尿病全程精细化管理,为糖尿病患者提供实时的风险评估、健康咨询、营养指导、血糖监测等服务。而慢病管理平台也为糖尿病患者与医疗机构搭建了优秀的管理通道。通过双方合作,将能为社区医院提供强大的在线专家支持,提高基层医院首诊能力,推进家庭医生网络化服务,打通临床治疗与院外管理的全流程,实现基层医院在糖尿病中的创新型管理,我们希望通过不断的实践与努力,为广大人民群众提供更为优质、便捷、高效的医疗护理服务,从而迎来医护工作者们真正的春天!

（韩　云　周志武）

# 基于价值的住院患者营养管理实践

## ——浙江省台州医院住院患者营养治疗实践

## 一、背 景

营养是生命的物质基础,也是治疗疾病和健康促进的保证。患者住院期间合理的营养治疗可以提高抗病能力,减少并发症,促进早日康复。在医学模式发生改变的今天,患者的营养治疗作用越来越重要,科学、合理、及时的营养治疗,对提高临床治疗水平、患者满意度起着重要作用。

但之前的患者营养管理在我院未得到应有的重视,2013年患者饮食被评为年度"十大"不满意事件之一。医院本着为患者提供专业的营养管理,提高患者满意度为目的,于2013年11月成立了以分管院长为责任人,由护理部、信息中心、膳食科、临床科室组成的专项营养管理小组,由此推进住院患者营养管理工作。我们从患者需求评估、满意度调查、住院体验、医患座谈会、联谊会、出院随访管理、质量检查等途径,收集患者对餐饮不满意的原因及营养治疗的需求并进行整改。查找出患者对饮食不满意的主要原因有配餐员订餐方式不合理;订餐数据手工录入易出错;责任护士对患者饮食服务意识不强、饮食宣教不到位;护士对患者的营养需求不了解;菜肴品种单一、无实物图谱;患者饮食缺少个性化和特色;饭菜质量和保温效果差等。

## 二、过 程

### (一)确定整体工作思路

**1. 明确目标,量化指标,动态监控** 全面推进和落实责任护士订餐;结合患者个性化营养需求开展专业化营养评估,落实标准化营养健康教育;开发营养饮食管理系统,全面实施电子化订餐;治疗饮食就餐率大于90%;新入院患者营养风险评估率达98%;全面推行营养会诊工作,开展肠内营养支持。

**2. 分时段考核,实施闭环管理** 将营养管理列入护理部年度重点工作项目,根据目标及原因分析,各病区制定推行计划和措施,逐项改进。项目组成员定期组织会议,讨论推行情况。将各项改进措施列入质量检查内容,持续跟踪;每月护士长会议上反馈普食和治疗饮食订餐率;定期举行患者满意度调查、患者座谈会等活动,收集患者对餐饮不满意的原因与营养需求,持续改进;将住院患者饮食体验满意度与科室考核挂钩。

### (二)分阶段开展营养管理工作

**1. 成立患者营养管理小组** 2013年11月,成立了以分管院长为责任人,由护理部、信息中心、膳食科、临床科室组成的专项营养管理小组,由此推进住院患者营养管理工作。从患者需求评估、患者满意度调查、医患座谈会及质量检查等途径,收集患者对饮食不满意的原因及营养治疗的需求;查找原因、制订项目计划、并逐一改进;定期进行数据监控和反馈,将营养管理列入护理部年度重点工作项目重点落实。

**2. 开发患者营养饮食管理系统** 推行责任护士订餐,取消配餐员订餐。由我院信息中心和营养科合作开发营养膳食信息系统,制定IPAD订餐流程,订餐信息及数据自动导入;取消订餐数据纸质手工录入;患者从入院后开具饮食医嘱开始至出院,全过程实施信息化营养管理。

**3. 实施责任护士床边IPAD订餐** 2014年3月,全院实施责任护士IPAD订餐项目。患者住院期间,每天的饮食订餐由责任护士负责进行。营养师将常见病种的营养指导、饮食宜忌等内容在IPAD中展现,实现营养宣教过程同质化。在订餐过程中,护士结合疾病特点,与患者有效互动,提供个性化营养教育,通过"您要多吃些什么,少吃些什么"这些简单实在又与患者康复息息相关的话题来抓住患者的心,实行个体化宣教,落实床边宣教。

**4. 规范患者营养健康教育** 院内网站上设立膳食科专栏,上传食物营养成分表、医院膳食常规、病区营养宣教资料等,供护士查阅和下载;规范饮食教育内容,指出误区,解释不能这样搭配的原因;采用教育工具进行宣教,如"手掌法则",食物量杯、盐勺等;利用糖尿病患者学习会、肾脏病患者联谊会、孕妇学校等为载体,落实群体营养教育。

**5. 规范患者营养需求评估** 护士通过IPAD订餐系统床边直接输入饮食医嘱,根据患者的体力活动、体重、身高测算患者所需能量;订餐系统自动运用

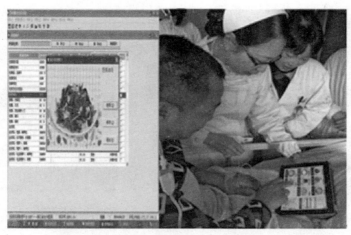

图 1　IPAD 订餐图谱结合责任护士床边订餐过程

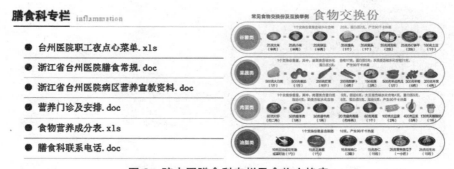

图 2　院内网膳食科专栏及食物交换表

总能量、食物交换份,生成主食量,并配合具体图片计算出每餐能进多少主食、蔬菜、荤菜等,进行三餐分配。

**6. 菜肴品种多样化和可视化**　在病房宣教栏里张贴患者每月食谱,让患者提前了解并确定次日的饮食;制作各种饮食宣教册,供患者取阅;定期对 IPAD 数据库进行维护,营养科拍摄每月菜谱实物,信息中心上传 IPAD 平台。

**7. 饮食管理个性化,服务有特色**　营养师通过患者座谈会,听取对饮食的意见和建议。针对患者提出的普通饮食不能满足肿瘤放化疗营养的需求,2014 年 6 月开始,对放化疗病区的患者早餐提供现炒时令蔬菜;2014 年 11 月新推出住院患者中医药膳;患者营养食谱每 15 天更新,每次 6 个种类,主要针对普食患者结合病情需求,在中、晚餐加订营养餐。落实住院患者治疗饮食营养会诊,全面开展住院患者营养风险评估、进行个性化营养宣教,制定营养治疗方案,并在 5 天内进行营养回访。

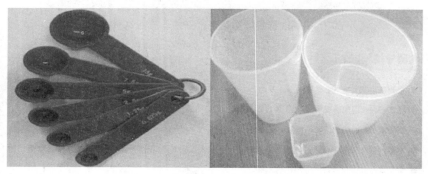

误区一：

误区二：

订餐误区识别

手掌法则

盐勺

量杯

病友提问：2两米饭不够吃，我可以订3两吗？

护士回答：适当增加低热量、高容积的蔬菜……

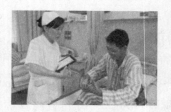

教育内容：1、每天进蔬菜至少达到500g

2、运动量增加饭量如何相应增加……

图3 规范饮食教育方式

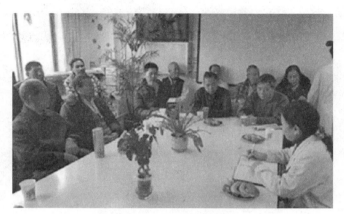

图 4　小组化营养宣教

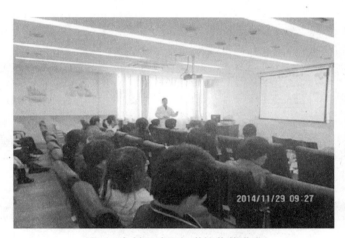

图 5　台州医院孕妇学校营养讲座

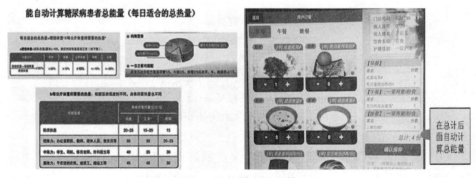

图 6　总热量自动计算

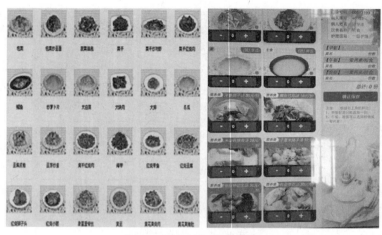

图 7　IPAD 上可视化菜谱

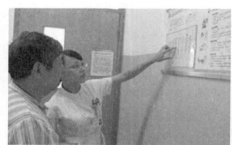
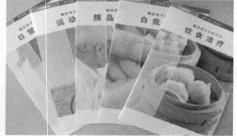

图 8　菜谱上墙及各种饮食宣教手册

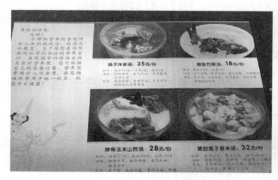
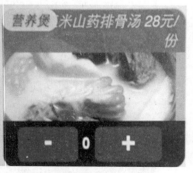

图 9　患者中医药膳宣传册及上传至 IPAD 的可视化图谱

**8. 患者饭菜保温、保质量**　患者饮食做到现烧现发,饮食分发的时间控制在 15 分钟以内。营养食堂厨师长亲自制作患者饮食,对易变色的菜肴做到现烧现发,小锅炒菜,努力改进菜肴口味。2014 年开始持续优化主食制作分发流程;制定了主食加工的质量管理细则,在源头上避免口感不好的大米入库,保证米饭口感适中。

# 三、项目效果

**1. 患者菜肴品种多样化**　每月普食菜肴的品种不少于40种,每月更新2/3以上的普食菜谱。每周普食菜肴早餐为5~6种,中晚餐各4荤4素,荤菜4~5天不重复。2015年上传IPAD实物菜谱大于150份,提高可选择性,每餐订餐品种数均达标准数的90%以上。

**2. 饮食订餐率持续提升**　2015年住院患者日平均就餐人数为1 100人次,其中普食为700人次,各类治疗饮食为400人次;住院患者订餐率82.12%,糖尿病治疗饮食订餐率100%,其他治疗饮食订餐率81.38%,治疗饮食平均订餐率90%以上。患者营养煲每天订餐人数20~30人。

**3. 糖尿病营养会诊有特色**　新入院的内分泌病区糖尿病患者24小时内由营养师进行会诊,制定营养治疗方案并进行个性化营养指导;全年内分泌科糖尿病患者完成个体化营养会诊900余人次,治疗饮食订餐率达100%。

**4. 订餐满意度得到提升**

2015年10月发放患者订餐调查问卷280份,有效问卷270份,回收率96.43%。调查结果:饭菜质量满意度、订餐分餐服务满意度均超过90%。

2015年营养管理服务满意度调查表(病友版)

| 病区 | 床号 | 姓名 | 年龄 | 文化程度 |
|---|---|---|---|---|
|  |  |  |  |  |

您好!为了能更好的了解我院营养管理的服务满意状况,特请您做一个调查问卷,为我们以后的工作提供提升的空间和改善的方向,非常感谢您的配合!

**一、订餐分餐服务**

1、您或您的家属在医院订餐吗?

A、每次都是　B、基本在　C、偶尔不在　D、偶尔在　E、不在_____(请说明理由)

2、您对现在的IPDA订餐方式满意吗?

A、非常满意　B、满意　C、一般　D、较差　E、差

3、您对现在订餐时菜谱的选择觉得方便吗?

A、非常方便　B、方便　C、一般　D、较差　E、差

4、您对订餐时工作人员向您解释的菜谱您了解吗?

A、十分了解　B、较了解　C、一般　D、部份了解　E、不了解

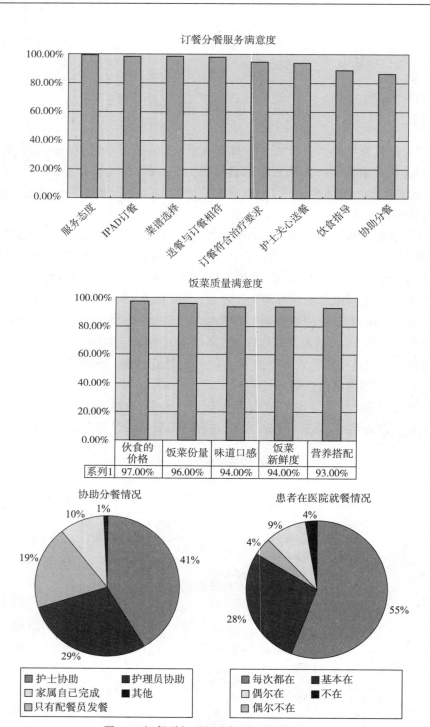

图 10　订餐送饭重要度超过患者的目标值

# 四、患者营养管理和健康促进体会

1. "医食同源、药食同根",说明患者的营养健康促进工作和临床药物治疗有异曲同工之处。患者住院期间的合理饮食营养治疗对提高临床治疗水平、患者满意度、促进患者康复起着重要作用。加强患者住院期间的营养管理,提高患者住院期间的饮食治疗执行力度和配合度,将是提高患者住院的治疗效果、缩短治疗时间,减少医疗费用、节省医疗资源的主要因素,也是目前国内临床营养治疗学科的工作重点。

2. 患者住院期间的饮食是营养治疗的重要载体,主导着临床营养健康促进的走向。患者营养治疗的实施改进可分为两种方式:一是加强医院营养科与各病区之间的合作,丰富临床营养治疗手段,增加营养饮食的花色品种及质量,提高患者饮食满意率;二是通过加强住院期间患者的营养管理,提高患者对营养治疗的重要性认识,从而提高营养治疗效果。

3. 针对医院进行的"患者十大满意、十大不满意事件"结果,将十大不满意事件整改落实作为重点工作来抓。我们从患者需求评估、患者满意度调查、医患座谈会及质量检查等途径,收集患者对饮食不满意的原因及营养治疗的需求;查找原因、制订项目计划、并逐一改进;定期数据监控和反馈,将营养管理列入护理部年度重点工作项目落实。我们经过2年的患者营养管理实践,取得一定成效。住院患者饮食满意率和治疗饮食订餐率达90%以上,取得较好的整改成效。

4. 专业细致的患者营养管理是提升优质护理内涵的实在举措,也是健康促进医院的重要内容之一。俗话说"民以食为天",我们借鉴其他医院的实践经验和文献检索结果,针对患者的饮食管理现状,以患者需求为导向,对存在的问题进行有效整改,努力提升患者饮食满意度;努力为患者提供专业的营养指导服务,使患者建立科学合理的营养理念,养成良好的饮食习惯,从而达到预防疾病、促进康复的目标。

(何晓琴　毕东军)

# "欢聚 e 糖"居家照护团队邀您来品糖

## ——湖北省黄石市中心医院"互联网 +"糖尿病精细化管理新模式

## 一、背　　景

鄂东医疗集团黄石市中心医院是湖北省健康促进医院示范单位之一,于2015 年成立健康管理中心,着力加强慢病管理体系建设,将院中的医疗救治延伸至院前、拓展至院后,进行居民健康筛查,建立健康档案,减少糖尿病的复发率与死亡率,以应用＋硬件＋服务为核心理念,前期免费提供智能血糖仪硬件和全程软件技术支持,为黄石市民提供无缝隙的医疗服务,实现全民健康素养提高和医疗服务能力的提升。

## 二、过　　程

鄂东医疗集团黄石市中心医院糖尿病居家管理项目从 2014 年开始酝酿筹备,经历了项目准备、试运行、正式运行和深入推广等过程。

### (一)项目准备

1. 成立内分泌亚学科——糖尿病科。
2. 组建专业的糖尿病健康管理团队——"欢聚 e 糖"居家照护团队

"欢聚 e 糖"居家照护团队由 7 名糖尿病专科医生、3 名健康管理师、2 名营养师、1 名康复治疗师、1 名临床药师、1 名心理治疗师以及社区医务人员、患者、家属组成。健康管理师每天登录管理平台分析数据,专科医生在线诊疗,营养师负责膳食营养指导,康复治疗师负责运动指导,临床药师负责药物指导,心理治疗师负责心理与情绪疏导,社区医务人员实施健康管理干预。

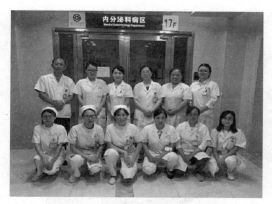

图 1  "欢聚 e 糖"居家照护团队

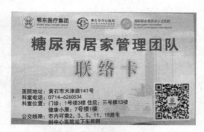

图 2  团队联络卡

## 3. 平台运作流程

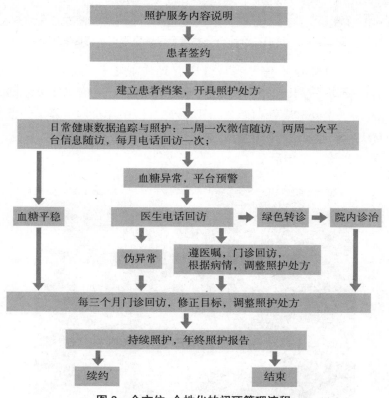

图 3  全方位、个性化的闭环管理流程

### 4. 启动"共建全民健康管理示范医院"

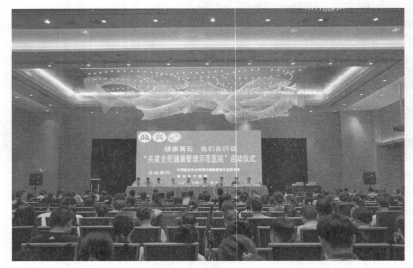

**图 4 "健康黄石 我们在行动——共建全民健康管理示范医院"启动仪式**

医院和中国医院协会疾病与健康管理专业委员会联合举办"健康黄石 我们在行动——共建全民健康管理示范医院"启动仪式暨第一期健康管理培训班,引入全新健康管理理念,为医院和社区医疗机构培养了一批具有健康管理与疾病管理知识与技能的高素质专业人才。

### 5. 开展义诊 宣传活动

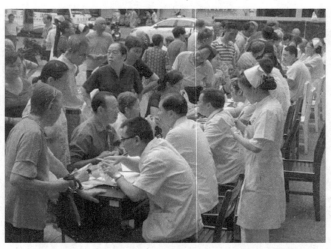

**图 5 "欢聚 e 糖"居家照护团队走进胜阳港社区开展糖尿病公益筛查**

2016 年 5 月 8 日,糖尿病科组织了糖尿病筛查进社区大型公益活动。"欢聚 e 糖"居家照护团队走进胜阳港社区卫生服务中心,对居民金进行了面对面的糖尿病知识宣教,免费开展血糖检测,并为检测结果异常的居民免费进行进一步相关检查。

### 6. 建立考核评价体系

通过新签约患者数量、追踪管理数量、糖化血红蛋白达标率、低密度胆固醇达标率、患者满意度等质量指标考核,团队成员理清原因,持续改进。

## (二)试运行

自 2016 年 6 月份开始,鄂东医疗集团黄石市中心医院"欢聚 e 糖"居家照护团队以减少和延缓糖尿病并发症为服务方向,以智能血糖仪为数据采集单元,以软件系统平台为载体,通过医院和社区卫生服务中心、患者自己及其家属的四维精细化照护,形成全方位健康管理体系,实现糖尿病居家健康管理的目的。

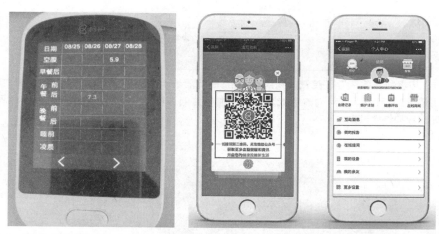

图 6 建立患者档案,患者扫描二维码,血糖监测数据实时传输至血糖仪和患者手机微信端、家属手机微信客户端,并在微信端自动生成血糖数据报告,可以动态观察血糖波动和备注饮食运动服药等情况。

## (三)正式运行

### 1. 项目启动

2016 年 7 月 29 日,医院联合黄石港社区卫生服务中心共同举办"互联网＋糖尿病居家健康管理"启动仪式,黄石市政府相关领导和黄石港社区居

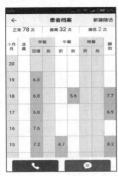
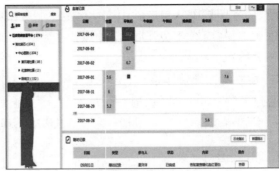

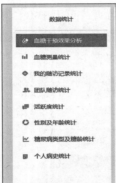
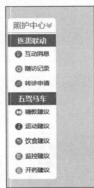

图 7　患者数据传输至医院糖尿病照护平台,医院照护团队从平台大数据中针对患者血糖变化情况进行远程诊疗,对患者饮食、运动、血糖监测进行科学干预、全程管理、健康教育、循证治疗和综合预防。

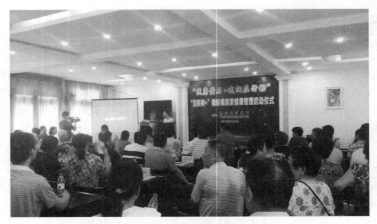

图 8　"互联网 + 糖尿病居家健康管理"启动仪式

民百余人参加,并现场为糖尿病患者免费发放智能血糖仪。

### 2. 项目进社区

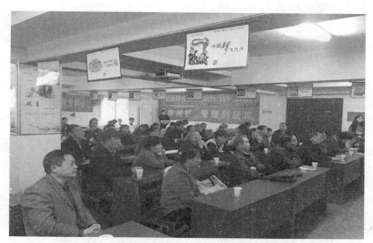

图 9 "互联网 + 糖尿病居家健康管理"项目在南岳社区启动

项目继 2016 年 7 月在黄石港社区启动后,2016 年 11 月 10 日,医院联合红旗桥社区卫生服务中心在南岳社区启动,现场免费发放智能血糖仪,深入讲解血糖仪的使用,深入宣传糖尿病知识。在场居民纷纷表示:"这次活动太好了,真是为我们糖尿病患者造福啊!"本次活动不仅加强了糖尿病居家管理工作,更是降低了患者的就医成本,减少了资源浪费,同时促进了三级诊疗共同照护体系的完善。

### (四)推广

### 1. 蓝光行动点亮"糖友"希望

为迎接 2016 年联合国糖尿病日,增强全民糖尿病防治意识,提高防治能力,2016 年 11 月 12 日,湖北省医学会、原黄石市卫生计生委、鄂东医疗集团黄石市中心医院、黄石市医学会、黄石市疾控中心联合举办 2016 年联合国糖尿病日"蓝光行动"大型公益活动,这是该活动首次在黄石举行。活动现场,鄂东医疗集团黄石市中心医院为出院患者和幸运居民赠送了智能血糖仪,并对所有来现场参加活动的居民开展血糖测量,并发放宣传材料,对现场新发现的糖尿病患者立即登记建档,以便纳入社区糖尿病规范化管理。

### 2. 持续开展"健康管理 我们在行动"义诊活动

在世界糖尿病日活动现场,鄂东医疗集团黄石市中心医院通过发放宣传材料、展示主题条幅、张贴宣传画、摆放知识展板等活动,宣传糖尿病相关知识,对所有前来参加活动的社区居民开展血糖测量,现场新发现的糖尿病患者,均纳入社区糖尿病规范化管理。

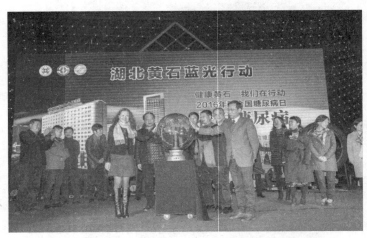

图 10　2016 年 11 月 11 日世界糖尿病日蓝光行动

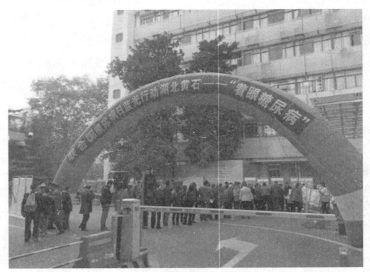

图 11　2016 年 11 月 12 日世界糖尿病日大型义诊活动

### 3. 开展甜蜜家园糖友交流会

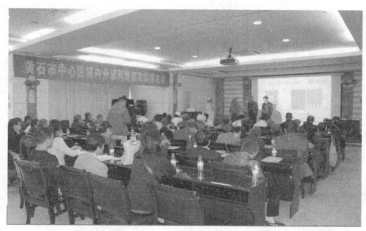

图 12　2016 年 11 月 12 日世界糖尿日举办糖友交流会邀请 3 位糖友分享控糖经验

# 三、亮　　点

## （一）实时监控、全程管理

　　"互联网 + 糖尿病管理"项目以减少和延缓糖尿病并发症为方向,以慢病分级诊疗为目标,以医疗机构及所辖社区卫生服务机构为依托,以软件系统平台为载体,以糖尿病网络医院为表现形式,以智能血糖仪为数据采集单元,建立以大数据为基础的糖尿病实时监控、全程管理、健康教育、循证治疗和综合预防为一体的健康管理体系,通过医院和社区卫生服务中心、患者自己及其家属的精细化照护,最终实现糖尿病居家健康管理与促进的目的。

## （二）分级诊疗、高效管理

　　互联网 + 糖尿病居家健康管理模式以慢病分级诊疗为目标,以医疗机构及所辖社区卫生服务机构为依托,实现医院和辖区社区中心的双向转诊,促进分级诊疗体系的实现和对患者进行长期高效管理。

## （三）多形式健康干预　减少资源浪费

　　团队成员利用碎片化的时间,通过糖尿病管理平台在线互动、微信视频、语音、糖友交流会、健康大课堂、居家管理手册、手机 APP 等方式,为患者提供健康管理干预,减少医疗资源的浪费。

### (四)亲人关怀与医护教育有机结合

血糖数据可以传输至家属微信端,尤其是在外地工作的子女,可以给予亲属全方位零距离关怀。同时,医护人员还教会家属糖尿病基本知识,特别是低血糖的相关知识,提高了家属糖尿病防治意识。尤其是帮助患者及时识别和处理低血糖的能力,降低了低血糖的发生率和伤害率。

### (五)危急值管理　提升健康干预效率

当患者血糖低于 3.9mmol/L 或者高于 25mmol/L,可在团队微信工作平台启动血糖预警通知,健康管理师立即电话回访或在线实时互动,分析原因,进行健康管理干预,并帮助患者预约挂号,节约患者就医时间。

## 四、效 果 评 价

"互联网 +"糖尿病居家管理项目实施以来,黄石市已经有 498 名糖尿病患者接受入组。患者受益于这种四维精细化照护模式,利用智能血糖仪监测血糖 3 万余次,取得初步成效。

### (一)糖尿病管理更加标准化、规范化,达标率提高

1. 通过有效管理,患者平均空腹血糖值由 7.75mmol/L 降到 6.81mmol/L,平均餐后 2 小时血糖值由 10.55mmol/L 降到 8.86mmol/L,糖化血红达标率由 33.3% 上升至 62.2%,低密度胆固醇达标率由 22.6% 上升至 82.3%。

2. 通过有效管理,糖尿病患者规范管理率达 80%,患者低血糖发生率由 6.0% 降到 2.5%。

### (二)患者自我管理能力提高

通过糖尿病自我管理量表调查显示,量表总分为 130 分,平均分数从 98 分提高至 110 分。糖尿病患者服药、饮食、运动、自我血糖监测等能力和治疗依从性均得到提高。

### (三)医患关系和谐,社会满意度提高

项目开展以来,帮助患者预约挂号约 300 余次,平均节约患者等待时间约

6 000分钟。患者和家属满意度达100%。收到表扬信1封,微信点赞300余次,医务人员个人价值得到了体现,患者成就感和幸福感大大提升,对战胜疾病有了更大的信心。患者已经感觉不到自己是被"管理",而是生活在幸福中的"甜蜜控糖达人"。

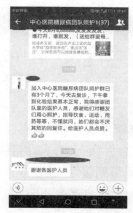

图13 患者为"欢聚 e 糖"居家照护团队点赞

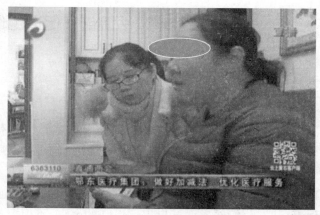

图14 2017年1月4日,黄石两会期间媒体为此项目做专题采访

（张 杰 陈晓文 夏洋洋）

# 调整服务方向　促进公众健康

## ——烟台毓璜顶医院健康促进工作新点纷呈

当今社会，人们越来越意识到健康的重要性，"有健康才有一切，没有健康，一切归零"。病人到医院就诊的过程中不但要求医生会看病、会治病，而且要求医生会解释病情；不但要求看好病、治好病，而且希望得到保健知识，得到精神安慰和心理抚慰；不但有病时有医生诊治，也希望无病时自己会预防、会保养，这对我们医务人员提出了更高的要求，不但要有精湛的医疗技术，还要有防病于未然的本领，并掌握健康教育、健康传播、健康促进、医患沟通等方面的知识和技能。

一直以来，医院领导高度重视健康促进和健康教育工作，医院不断探索开展健康教育工作的有效模式，改善就医环境和诊疗服务，提高医院职工、患者及其家属、社区居民的健康素养水平。自 2013 年起，中央补助地方健康素养促进行动项目在全国启动健康促进医院试点工作，我院在创建过程中，着力通过健康促进和健康教育打造"以健康为中心"的现代医疗模式，建立了完善的健康促进与健康教育组织架构，实现了多部门齐抓共管，层级推进，全院覆盖。

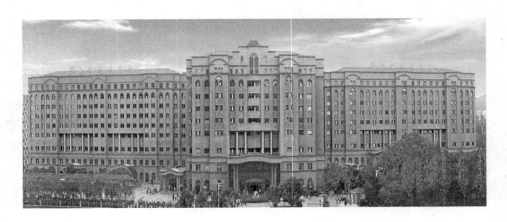

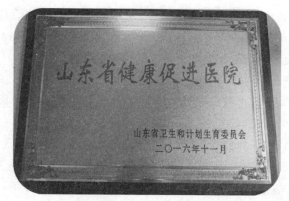

图1　烟台毓璜顶医院成功创建为山东省健康促进医院

2016年我院成功创建为山东省健康促进医院。

# 一、医 院 概 况

烟台毓璜顶医院始建于1890年,其前身是美国长老会创办的教会医院。经过127年变迁,现已发展成为烟台市最大的综合性医疗保健中心、三级甲等综合医院、山东省区域医疗中心、青岛大学附属医院、山东大学医学院暨青岛大学医学院研究生培养基地。在香港艾力彼医院管理研究中心每年发布的全国医院排行榜中,毓璜顶医院连续5年位居全国地级城市医院竞争力排名前10位,2017年为第4位。

医院设有50个临床科室、18个医技科室,技术层次和规模均处于国内先进、省内领先水平。近年来,医院先后荣获全国文明单位、全国卫生计生系统先进集体、全国百佳医院、全国百姓放心示范医院、全国精神文明建设先进单位、全国医院文化建设先进单位等荣誉称号。

# 二、医院健康促进具体做法

## (一)引进国际先进康复技术,提升健康促进水平

近几年该院创新健康教育服务模式,积极开展健康促进工作,收到了满意效果。

**1. 个性化健康指导**　在患者接诊、入院、出院、随访等诊疗过程中,结合患者所患疾病,通过评估与咨询,提供个性化健康指导,向患者及家属传授疾病预防、治疗、康复、保健和健康生活方式的知识和技能。

医院引进国际先进康复技术加速康复外科(ERAS),在术前、术中及术后应用有循证医学证据的围术期处理等一系列优化措施,减少或降低手术患者心理和生理的创伤及应激反应,促进患者术后快速康复。

加速康复外科围手术期患者的健康教育实施流程化、细致化、实效化,更加注重健康教育的效果,只有有效的健康教育才能确保病人和家属的积极参与,有效地实施诊疗计划,保证快速康复效果。健康教育的主要措施包括①术前宣教:通过术前教育减少病人的焦虑及疼痛。改变传统的围手术期处理措施,如术前2小时可口服碳水化合物,不再常规禁饮食、灌肠行肠道准备等,术后下床、进食和活动时间提前,缩短了住院时间,这些术前均向病人及家属介绍并取得配合。②术后护理:术后护理包括心理护理、鼓励病人尽快正常饮食,有利于胃肠功能的恢复,减少不良反应。在保证安全的前提下鼓励早期下地活动,促进机体各脏器功能恢复。③定期随访:制定出院计划及标准,取得病人的积极配合,定期随访出院病人,继续指导后续治疗,提供延伸支持服务。

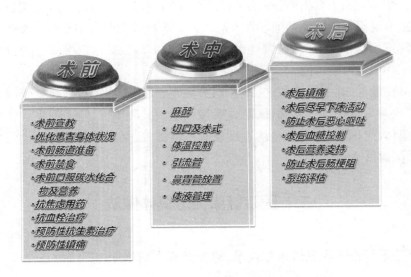

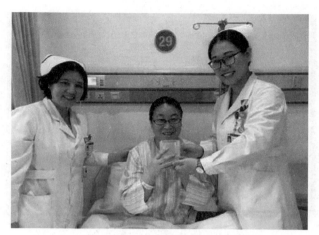

图2　术前2小时口服碳水化合物

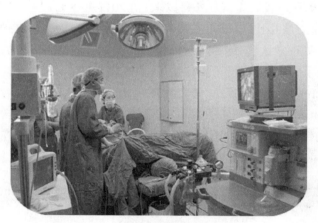

图3　术中保温

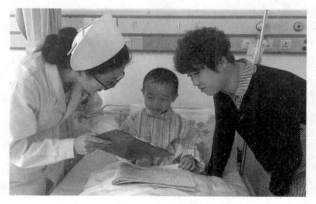

图4　术后宣教

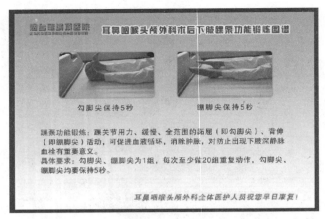

图 5　宣教图谱

2016 年 9 月开展加速康复外科以来,至 2017 年 6 月已有 6 000 余例患者受益。与传统方法相比,其优点是患者早期下床活动,更好地维护术后肌肉功能,早期地恢复正常饮食,能尽早地恢复胃肠功能,增加活动能力,减少了术后并发症,缩短了住院日,降低了治疗费用,患者满意度大幅度提高。

## 2. Teach—back(回馈式)健康教育

Teach—back 是指在健康教育后,患者通过自己的语言复述医护人员提供的信息,以确保其完全理解相关的健康教育知识。2015 年以来在全院培训并推广运用 Teach—back 健康教育方法,取得满意效果。

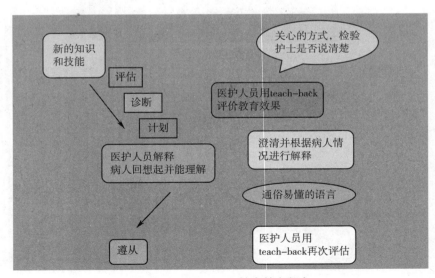

图 6　Teach—back 健康教育程序

（1）评估：通过评估患者的学习意愿、需求和能力，确定学习计划，明确健康教育的目标。

（2）实施：选择合适的方法，如健康教育手册、健康教育折页及墙板等，采用影像、PPT、实物演示等工具，实施健康教育计划。

（3）评价：根据不同人群的学习特点，把握有效的教育时机，用评估病人掌握情况，鼓励病人提出问题，有针对性地再教育，确认病人掌握的程度。

Teach—back适用于所有的病人教育，目前全院66个护理单元均已开展，取得了满意的健康教育效果。

## （二）多措并举，搭建医院健康促进工作融媒体平台

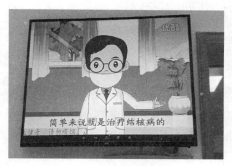

图7　门急诊宣教屏

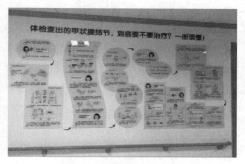

图8　健康教育墙板

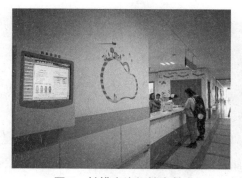

图9　触摸查询机健康教育

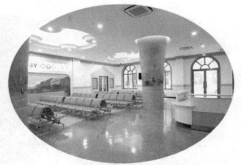

图10　儿科个性化童趣装饰

### 1. 积极打造新媒体健康宣教平台

利用传统媒体和新媒体，让主题宣传教育活动深入人心，形成规模效应和品牌效应。医院运用网络、微博、微信、移动客户端等新媒体技术为民众提供健康科普宣传和咨询服务。在医院网站开辟"健康讲堂""网上问诊"栏目，累

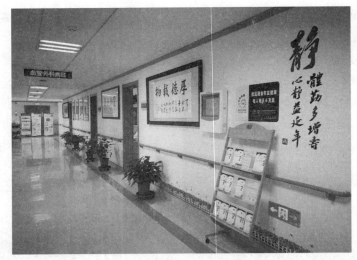

图 11　病区走廊文化墙

计回复咨询突破 4.3 万条次,被山东省委宣传部评为卫生计生新闻宣传优秀栏目奖,被中国城市新闻网站联盟评为"品牌栏目精品奖"。与烟台人民广播电台联合举办"空中课堂"栏目,专家们还走进大众网"健康专家访谈",使城乡居民通过网络平台,了解更多实用的健康科普知识。2014 年 8 月,医院微信订阅号正式开通,目前订阅人数达 12 万余人,发文 2 000 余篇,阅读量达数千万人。同时,协助全院 30 个科室和 60 余名医务人员开通了微信订阅号,实

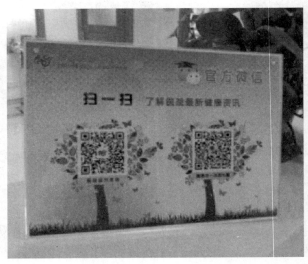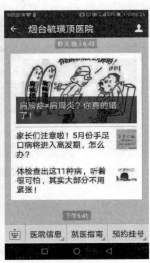

图 12　医院官方微信

现了医院 - 科室 - 个人"三级梯队"微信资源共享。2015 年和 2016 年,连续 2 年被《医学界》传媒评为"全国综合性医院微信公众号前十强。新媒体平台的开发和运用,不仅服务了大众,还扩大了医院的影响力,进一步塑造了医院公益形象。

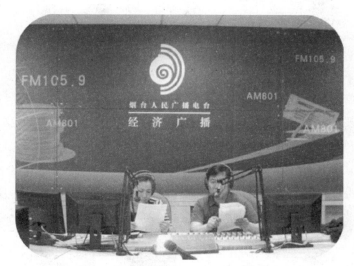

图 13　空中课堂

### 2. 在线护理宣教助手(317 护)和好大夫工作室

"317 护"是依托移动互联网方式制作的图文并茂的课程,为患者提供专业权威的健康知识分享,通过宣教课程的精准推送和有效互动,加强了护士和患者的联系,实现患者全方位宣教闭环管理。

"好大夫工作室"为医患建立了沟通交流的平台,改变了传统意义上患者只有在查房时才能与主治医生有互动交流的现状,使患者在院或出院时都可以和主治医生在线互动,为患者全方位全时段地提供帮助,答疑解惑。

"互联网"和"掌上移动"健康传播平台,突破了传统宣教方式的局限性,提高了便利性,减轻了医护人员的工作量,提高了健康教育的工作效率和质量。

### 3. 微课视频讲座

通过"微课"进行健康教育,是基于信息技术的发展而新兴的一种"小而精"的健康教育模式,优点是时间短、内容少而精、重点突出,将图片、动画、视频等多种媒体技术融合在一起,学习内容情景化、可视化,节省了人力,保证了宣教效果。

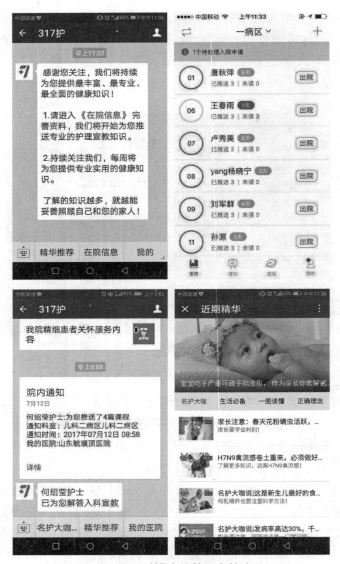

图 14　"317 护"在线护理宣教助手

## （三）发挥区域医疗中心优势，联合社区传播健康知识

医院创新开展了网上报名、线上义诊和线下答疑相结合的"O2O"公益活动服务模式，满足了网民的就医需求。通过网络、微信等发布公益讲座义诊信息，定期组织社区义诊、健康大课堂，组织知名专家下基层，先后开展"进社区，送健康"、"健康中国行，名医送健康"、"红手环志愿队"脑卒中防治、"南丁

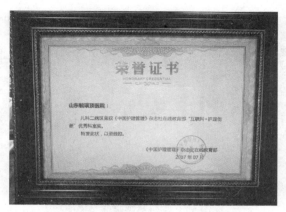

图 15　荣获"互联网＋护理创新"优秀科室奖

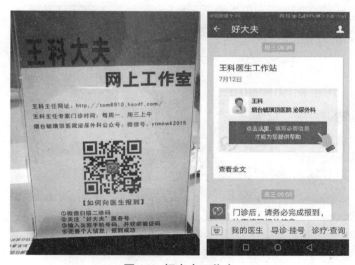

图 16　好大夫工作室

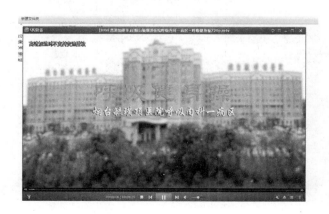

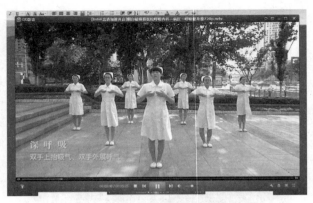

图 17　呼吸科呼吸健身操

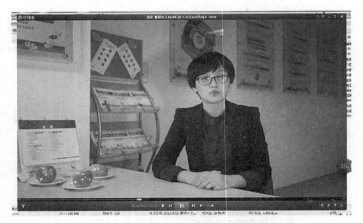

图 18　内分泌科糖尿病饮食微课

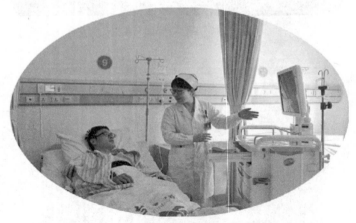

图 19　床边指导观看微课视频

格尔志愿队"到学校进社区服务等活动,每年 200 余次,受益市民近 6 万人次,打造了公益活动的品牌效应。与毓东社区每月 19 日联合开展的"健康 19"公益活动,社会影响大、居民反响好。与健康时报共同举办的"中国儿童成长发育健康传播行动",开创了与国家级媒体共同举办公益活动的先河,广受大众好评。

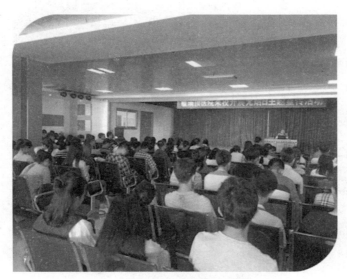

图 20　健康大讲堂

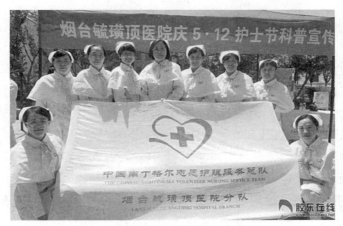

图 21　南丁格尔志愿队科普宣传活动

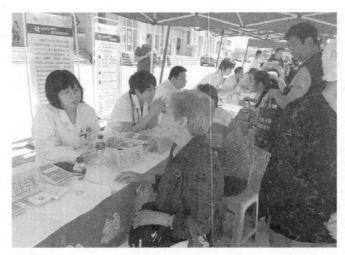

图 22　社区义诊

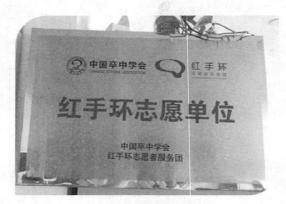

图 23　红手环志愿单位

通过创建健康促进医院,医院调整卫生服务结构和方向,树立"大健康、大卫生"的全局观,开展健康教育,普及健康知识,守护人民健康,履行公立医院的公益责任、社会责任和政治责任。新时代、新气象、新作为,医院将以习近平总书记新时代中国特色社会主义思想为指导,深入贯彻健康中国战略,扎实做好健康促进医院建设工作。继续坚持以健康为中心的服务理念,全方位、多举措开展健康促进和健康教育,为维护人民健康提供优质高效的服务而不懈努力!

（李红红　李成修　宋振兰　杨　军）

# 问渠那得清如许　为有源头活水来

## ——河南省周口口腔医院健康促进工作探索

## 一、背　　景

河南省周口口腔医院创建于 1996 年,拥有周口市区、市东新区两个院区和建新路、文明路两个口腔门诊,总面积超过 12 000 平方米。医院同省内外口腔医学院及国内著名专家加强协作,开展业务联合帮建活动,努力提升医疗质量和感染控制水平,让病人在家门口享受到先进的医疗服务。目前,在儿童口腔疾病防治、三叉神经痛、牙齿不齐矫正、缺失牙镶复、口腔慢性病预防和口腔健康促进等领域,达河南省先进水平。

周口口腔医院在省、市卫生健康委、疾控中心的直接领导和支持下,认真组织学习健康促进文件精神,成立了由院长王荣华任组长的"健康促进领导小组",先后召开了院长办公会、科室主任会、骨干培训会、健康促进宣传员培训会、医护人员大会、项目点学校协调会和健康促进示范基地对接会。医院以健康促进为抓手,全面推动儿童口腔疾病综合干预项目、口腔慢性病的研究与防治和医院各项工作。2014 年被河南省卫计委评定为"创建健康促进医院试点单位";2015 年在河南省健康促进工作综合评比时,以总分第一的成绩,位列全省第一,跻身全国先进行列;2015 年 9 月,被河南省卫计委授予"河南省健康促进示范医院"称号。

## 二、健康促进活动

### (一)突出人文特色,打造优美环境

周口口腔医院努力打造优美的就医环境,创建生动有趣的健康教育场境,

描绘崇高的健康生活美景。让医者舒心,让患者放心。

医院投资 10 多万元,改造了医院一楼门诊大厅,建成了开放式口腔健康促进站。先后从全国多个厂家购进牙齿病理模型、口腔保健品及国内先进的正畸、修复、种植技术等高、精、尖产品模型。再配以巧妙的艺术装饰和科学的展陈设计,整个大厅生动明亮,熠熠生辉。精致的模型,动态的演示,仿真人语音效果,融观赏性、趣味性、教育性于一体,备受患者喜爱。

医院在儿童牙病诊疗和口腔健康教育活动中融入科学化、人性化元素,以加强医学人文关怀为主题,以适应儿童生活和心理特点为目标,投资 30 多万元,重新打造了儿童牙病科,增设了儿童乐园;购置了儿童专用卡通治疗椅和窝沟封闭专用设备;科室墙壁全部张贴海洋背景图案,像个海洋馆;墙上、廊柱上悬挂着米老鼠、玩具熊等孩子们喜闻乐见的卡通玩具;科室还增设了正确刷牙指导区,建有专用温水池,备有牙具供儿童学习使用,让孩子们在轻松愉悦的儿歌中,掌握正确的刷牙方法。孩子们走进科室,就像进入了一个童话世界,消除了就医过程的紧张和抵触情绪。

我们还投资 15.3 万元,改造了正畸科。科室内开设了悬挂式橱窗,将积累的一万多套正畸患者牙模型,统一分类存放,建立档案,作为不同患者了解治疗前、治疗中、治疗后的效果参考。总结出了一套接诊沟通、预防治疗、教学与健康教育相结合的有效模式,提升了服务质量和服务水平。

### (二)发挥资源优势,开展共建活动

周口口腔医院通过"健康促进定点单位"的共建活动,提高了口腔健康促进的质量和效率。

一是创建"口腔健康促进定点单位"。2013 年以来,周口口腔医院连年被国家指定为儿童免费窝沟封闭单位。2016 年 9 月,被河南省疾病预防控制中心、河南省儿童口腔疾病综合干预项目办公室授予"河南省儿童口腔疾病综合干预项目先进单位"荣誉称号。

医院贴近百姓、贴近实际,以"关注口腔健康,远离口腔疾病""口腔慢性病防治"为主题,深入开展口腔健康促进工作。

从乡镇卫生院、口腔门诊科室中,择优选择了 3 家乡镇卫生院和口腔门诊科室,分别签订共建协议,作为"口腔健康促进共建点"。在社区和中小学中,分别选建 10 家"健康促进与窝沟封闭定点单位"。签订合作协议,举行挂牌仪式,深入开展口腔健康教育和儿童免费窝沟封闭工作。把健康生活理念送到群众的屋檐下、家门口。把健康服务送到学生的教室里、课桌旁。为了达

到国家窝沟封闭项目标准、提高操作水平,周口口腔医院项目组的9名医务人员全部参与省里培训,通过了技术考核,取得了合格证书,持证上岗;我们严格执行国家感染控制质量标准,配备了国际标准消毒供应系统,提高了各临床科室医院感染管理的质量和水平,在省内同行业处于领先地位。几年来,周口口腔医院共实施项目内窝沟封闭4万多例,实施项目外窝沟封闭2万多例,积累了丰富而珍贵的专业经验,服务了我市多所学校,产生了很好的社会反响。

二是帮建"口腔健康托管养老院"。医院在国家级贫困单位周口市东新区许湾乡,选择该乡养老院作为健康帮扶单位,签订口腔健康托管协议,把养老院的老人作为口腔健康托管和帮扶对象。为老人定期口腔健康检查;建立老人健康档案;开辟"老人——医院"之间的"绿色通道";医院健康促进专用车辆,专车接送老人到医院接受口腔疾病诊疗;VIP特诊医护服务让老人不排队、不挂号,享受医院最高标准的费用优惠。让老人"生活从健康起步,幸福从牙齿开始!"

三是共建"口腔健康促进示范基地"。为了推动健康扶贫工作的落实,周口口腔医院结合河南省口腔医学会"口腔中原行(周口站)"活动的开展,着力"许湾乡口腔健康促进示范基地"的创建工作。把许湾乡打造成集口腔健康宣传、口腔健康检查、口腔疾病诊疗、口腔骨干医师培训,全乡一体的"口腔健康促进示范基地"。按照方案,医院首先帮助许湾乡卫生院建成标准化的口腔专科门诊;成立了由乡卫生院长任组长,负总责的"口腔健康促进领导小组";完善了口腔诊疗设备和环境设施;对口腔门诊医生、护士进行了专业培训。

周口口腔医院充分发挥专科医院的口腔医疗优势,从口腔医疗设备的引进、口腔手术示教等多方面,对许湾乡卫生院及各村卫生所进行帮扶。周口口腔医院健康促进宣讲团,深入许湾乡口腔健康促进服务站,逐村举办《口腔疾病的危害》《牙周病的防治》《口腔保健科普知识》等口腔健康讲座,为群众进行口腔健康检查、口腔疾病诊疗;帮助许湾乡各村卫生所完善制度建设和文化建设,把示范基地打造成口腔健康促进的前沿窗口,让口腔健康服务在群众身边安营扎寨,成为常态。健康促进宣讲团还结合口腔健康讲座,为群众免费发放口腔保健用品和扶贫物资,为贫困群众建立健康档案;在全乡广泛开展无烟卫生院、所和禁烟养老院的创建。让群众在家门口学习到健康知识,丢掉不良习惯,享受健康生活。

活动开展以来,共完成学术报告12场,参加听课847人次、技术培训3场、颌面外科、种植及牙周翻瓣手术7例、会诊疑难病例113人次、示范性治疗10

例、对 40 多所卫生院的乡村医生进行了《口腔疾病的危害与防治》讲座、专家大型义诊活动 1 次,为许湾乡捐赠医疗器械和物资价值 20 万元。为全乡贫困群众发放"许湾乡医疗扶贫健康卡" 26 000 多张,为减轻许湾乡贫困群众口腔疾病诊疗负担,发挥了重要作用。

"口腔健康促进示范基地"创建活动的开展,为卫生与健康资源引向农村和贫困地区,提高全社会健康科普水平,提供了很好的经验与模式,为广大医务工作者转变作风,延伸服务,提供了机会,做出了表率,受到基层群众的普遍欢迎。

### (三)校园强化推广,重在社会效应

为了落实国家和省《儿童口腔健康教育强化推广试点工作的通知》精神,进一步提高口腔健康教育的效果,周口口腔医院确定了"重点在少儿,前沿在学校,影响全社会"的工作思路。院长强调,强化推广工作,强就要强在健康教育的队伍建设上;强在项目点学校的选择上;强在健康教育的力度和影响上。领导小组有针对性地开展 m 工作:一是要求全院各科室、门诊都要参与到口腔健康教育强化推广的工作中。各科室、门诊要抽出精兵强将,业务骨干和负责人要亲自出征;二是举办口腔健康教育培训班。医院择优选拔出 52 名医护和管理人员,进行健康教育专业化和规范化培训,开展模拟讲课比赛和领导小组观摩活动;三是调配健康教育专用车辆,制作专用展板器材,印制画册、宣传品、手提袋,组成口腔健康教育专业宣讲团;四是经过反复走访调查,在市区学校中选出规模大、有影响、辐射广的 9 所小学,作为口腔健康教育的项目点学校;五是协调周口日报、周口晚报、周口电视台等媒体开展健康教育强化推广联动活动,吸引社会广泛关注,扩大影响和宣传效果。

2017 年 4 月份以来,"周口口腔医院儿童口腔疾病综合干预项目口腔健康教育强化推广大型集中教育进校园活动"在精心准备和周密安排下,相继在 9 个项目点学校全面展开。周口口腔医院口腔健康教育专业宣讲团经过系统培训的 50 多名成员,分为 11 个工作组,全部挂牌、持证上岗。进校园、上教室,对项目点学校 1~6 年级的所有班级,渐次开展口腔健康检查、举办健康大讲堂、全校师生大课间集中正确刷牙辅导、刷牙比赛和健康知识竞赛。在活动中,健康教育宣讲团共出动车辆 100 多辆次,进入教室 270 多个,为 3 万多名学生、家长、教师等,发放宣传品和口腔健康知识调查问卷 10 万多份,开展刷牙比赛、健康知识竞赛、使用国家项目办统一配发的规范化 PPT 和教师指导用书开展口腔健康教育 40 多场,有效提高了儿童、家长、教师积极参与项目的依

从性。

为了保证活动的参与度和影响力,引发校园轰动,创造社会效应,医院明确要求,校园健康教育要拿出专款,进行表彰。一是表彰的面要宽,二是奖励的力度要大,要开设大奖,以吸引社会关注,营造良好社会氛围。为此,周口口腔医院专门拨出15万元,购买山地自行车24辆,平板电脑、人体秤900多台,书包800余个和一批学习机、儿童眼镜、牙刷、橡皮等作为奖品,在各个项目点学校召开大会,公开表彰。活动举办以来,共评出各种奖项2600多个,吸引了学生、教师、家长、学校对活动的重视和参与,引发了轰动效应。

## 三、取得的阶段性效果

### (一)提高了认识,转变了观念

通过几年的工作,医院上下统一了认识,振奋了精神,走出医院讲健康,送上门做宣传,全方位开展健康教育和健康促进成了医院工作常态。健康促进宣讲团携带宣教设备,分乘两部健康促进专用车,上学校、访社区、进机关、下农村,健康生活理念如春风化雨,生机一片。

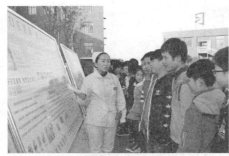
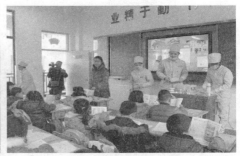
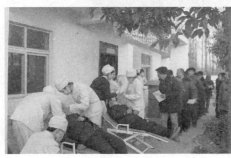
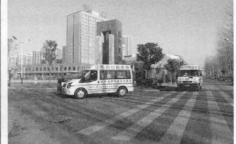

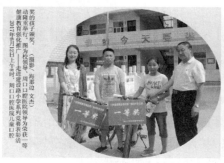

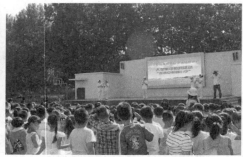

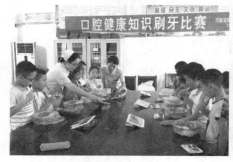

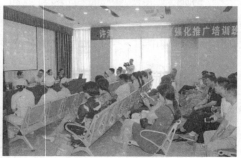

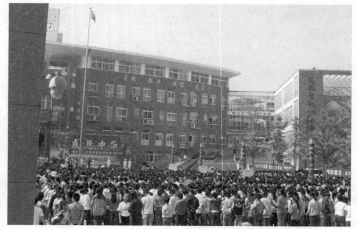

图1　健康教育和健康促进工作场景

### （二）刷新了形象，丰富了内涵

健康教育是密切医患关系，促进医院精神文明的纽带。通过口腔健康促进工作的开展，医院从提高医护质量与病人生命质量、改善医患关系，促进人文医学发展的高度制定健康促进方案。把健康促进与医院整体发展相结合，加强了医院内涵建设。2016年，周口口腔医院投入数千万元，规划建造了建筑面积7 000多平方米的东区新院,现已正式投入运营。周口口腔医院东区医院在30多个专业科室的基础上,分别增设社区服务中心和健康促进中心,极大地提高了我院口腔医疗服务的能力和水平。这是周口口腔医院发展史上里程碑式的重大转变,将为保障我市和豫东南地区群众的口腔健康发挥重要作用。

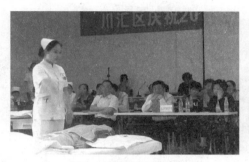

图2　急救演练获好评

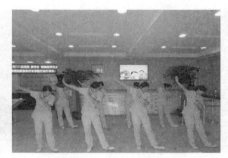

图3　文化建设花似锦

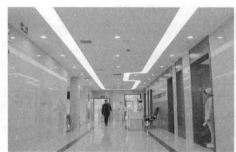
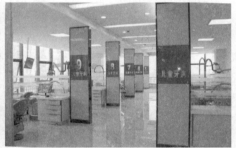

图4　周口口腔医院内景

### (三) 扩大了影响,服务了群众

几年来,健康促进宣讲团累计深入60多个学校和单位,举办健康教育大讲堂、各种健康竞赛、基层医师骨干培训班、健康促进宣传员和小记者培训班76场,发放各种宣传画册、宣传折页30万多份,受益群众数十万人,扩大了健康教育的覆盖面,提高了口腔健康的关注度和健康知识知晓率。

2016年元月23日,河南省口腔医学会一届二次常务理事会议、河南省口腔健康促进研讨会在周口召开。2016年11月23~28日,河南省口腔医学会牙周病学专业委员会第一届年会、河南省口腔医学会口腔健康促进论坛、河南省口腔医学会口腔中原行(周口站)启动仪式,河南省口腔医学会、周口口腔医院

"口腔健康促进服务基地"建设暨口腔医疗器械和健康物资捐赠仪式等大型学术交流和健康促进公益活动相继在周口隆重举行,多家媒体进行了关注和报道,营造了全社会关注口腔健康的良好社会氛围。

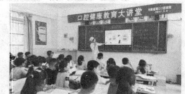

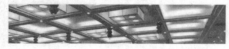

图5　部分媒体报道

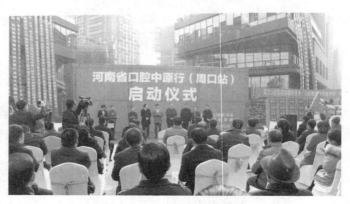

图6　口腔中原行活动现场

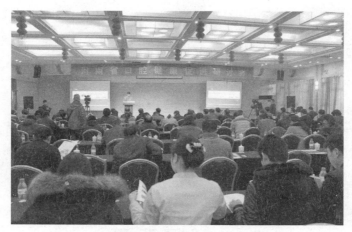

图 7　河南省口腔健康促进研讨会在周口召开

（芳　远　邓　莉　王荣华）

# 传播爱牙理念　共享口腔健康

## ——南通市口腔医院"爱牙天使公益行"项目简介

## 一、项目背景

中国有一句俗话叫"民以食为天",而"食以齿为先",可见口腔健康与生命质量密不可分。南通市是首批对外开放的 14 个沿海城市之一,现如今已经是长三角北翼经济中心,人民的生活水平有了显著提高。然而,广大居民的口腔保健意识仍然薄弱。作为南通地区唯一公立口腔专科医院,医院承担着南通乃至周边地区居民的口腔医疗保健任务。促进口腔健康的当务之急是预防,预防的首要任务是开展群众性的口腔健康教育和筛查活动。南通市口腔医院在多年来的工作实践以及专项调研中深刻认识到口腔健康教育刻不容缓。

### (一)居民口腔健康状况不容乐观

龋病、牙周疾病是损害人民群众口腔健康的常见病、多发病,更是危害儿童青少年健康和生长发育最常见的口腔疾病。根据南通市口腔医院 2013 年开展的《南通市崇川区 7~9 岁儿童第一恒磨牙萌出、患龋及防治情况调查》显示,7~9 岁儿童六龄齿的总龋率达到 19%,同时,医院在临床中发现,成年人和老年人口腔健康状况不容乐观,相比世界卫生组织所提出的"8020"口腔健康计划所提出的标准相差甚远。

### (二)居民口腔保健意识普遍薄弱

在很多人的观念里,口腔健康无足轻重,殊不知,口腔疾病会影响心脑血管、胎儿甚至寿命。从总体上看,南通市居民口腔疾病发病率依然很高,群众口腔保健知识缺乏,防病意识还比较薄弱,良好的口腔保健习惯尚未形成,因此普及全民口腔卫生知识,减少口腔疾病的发病率,将是首当其冲的工作重点。

### （三）我市尚无专业的牙防队伍

虽然南通市口腔医院常年安排医护人员进入到社区、学校等单位开展各种形式的义诊和科普宣教，但由于时间不固定，规模不大，影响力也相对有限。此外，整个南通地区没有专业的牙防队伍，对市民的口腔健康宣教力不从心。

### （四）部分非正规牙科诊所误导市民

近年来，私人牙科诊所发展迅猛，各口腔机构竞争激烈，不少诊所通过降价促销，低价吸引患者。其中有部分口腔医疗机构违规经营，刊登虚假广告，不少消费者上当受骗，严重影响了整个口腔医疗行业的社会形象。导致市民产生了"看牙贵""牙科就是暴利"等误解，正规的口腔健康宣教开展举步维艰。

## 二、项 目 实 施

健康促进的关键是社会动员和多部门合作。在了解和考察了国内外开展口腔健康教育活动的先进做法和经验的基础上，医院结合自身特色从2014年至今持续三年开展"爱牙天使公益行"活动。

### （一）加强与教育部门合作，从学生口腔健康抓起

这项工作在市委市政府的支持下，由市卫计委牵头，积极与南通市教育局汇报沟通"爱牙天使公益行"的工作设想：从学校入手，以提高学生口腔健康为突破口，加强辖区内的全民口腔健康教育工作。这个设想得到教育部门的肯定和大力支持。市卫计委、教育局非常重视这项工作，把这作为辖区内健康促进学校建设的重点内容之一。

医院会同教育部门每年都召开儿童口腔健康干预工作的启动会，每年组织小学三年级学生5 000名，提供人力物力，实施口腔窝沟封闭和口腔健康教育。

三年来，我们针对儿童特点采用"走出去、请进来"的模式积极开展了形式多样的活动。其中"走出去"活动如：牙防队伍轮流走进学校进行口腔知识普及讲座、组织观看刷牙视频、口腔小知识互动、利用刷牙尾巴软件进行刷牙比赛、发放口腔知识三折页和口腔健康礼品等丰富多彩的形式进行健康宣教，激发了学生和老师积极参与活动的浓厚兴趣。利用医院开放日增加"请进来"的活动，如：金宝贝早教中心开放日、南灵幼儿园开放日"我是护牙小卫士！"、苏讯小记者开放日等亲子活动，让他们穿上医生衣服、接触牙科器械、体验牙医

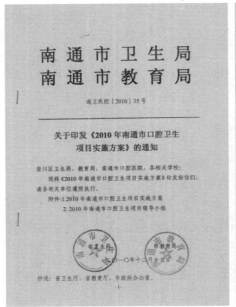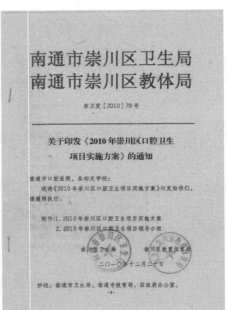

图1 相关文件

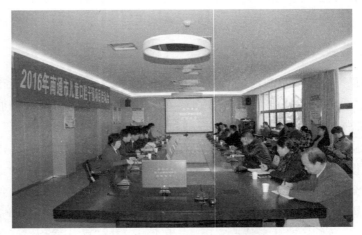

图2 2016年窝沟封闭启动会

工作,明显减少了小朋友看牙的恐惧感,得到了家长和老师的一致好评。

重视环境对儿童情绪的影响,改造儿童口腔科,利用色彩学原理,注重人性化设计,营造舒适温馨的氛围。诊疗中充分考虑儿童特点,每个就诊椅上方都安装电视屏幕,儿童躺在就诊椅上就可以观看有趣的动画节目,转移注意力,减少对治牙的恐惧和抵触。儿童口腔科中午从不休息,方便学生课余来看牙。此外,儿童口腔科还独辟出一间健康教育室,除了作为开展健康教育活动的教室外,平时还作为候诊学生做作业的场所,让学生学习看牙两不误。

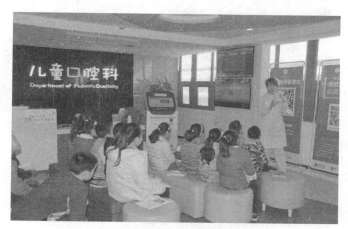

图3　窝沟封闭健康宣教

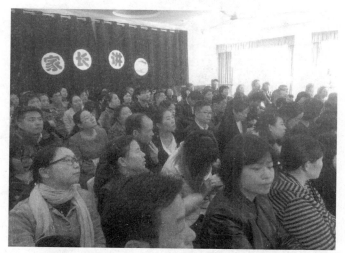

图4　儿童口腔科专家在学校的"家长讲堂"上普及儿童口腔保健知识

## (二)加强与社区合作,覆盖更多重点人群

选派党员专家为南通市福利院的所有孤残儿童和孤寡老人进行全面口腔检查,并拿出"爱牙基金"为他们进行舒适化拔牙和补牙,提高了他们的生活质量。为了提升口腔知识大普及的全局氛围,牙防队伍走进社区、工厂、商场、广

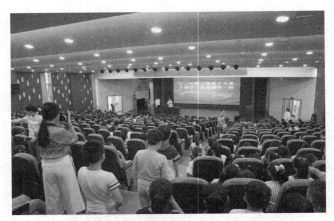

图 5　走进通师一附

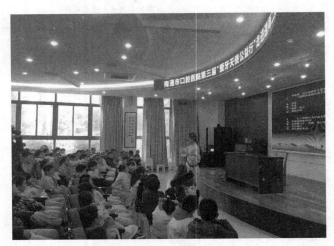

图 6　走进通师二附

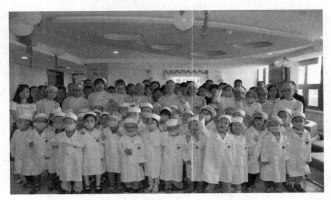

图 7　南灵幼儿园"我是护牙小卫士"走进医院

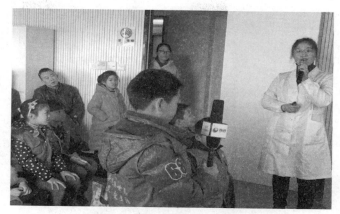

图8　"苏讯小记者"开放日

场等活动共计 100 余次活动,进行了各种口腔知识讲座、义诊咨询、为孤寡老人进行上门口腔检查等活动,发放口腔健康礼包 4 万多份,发放口腔科普宣传页 4 万多份,累计惠及 10 万余人。

2016 年 8 月起在口腔门诊一楼设立免费口腔体检中心,由 3 名高年资口腔医生轮流排班对市民免费进行口腔检查、提出健康指导意见,发放健康教育处方,对需要进一步治疗患者进行合理分诊。累计为南通市百姓口腔免费健康体检近万人。

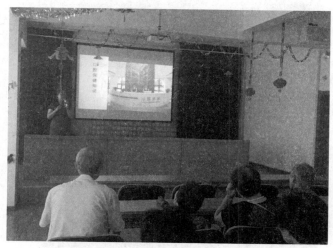

图9　走进新桥北村社区

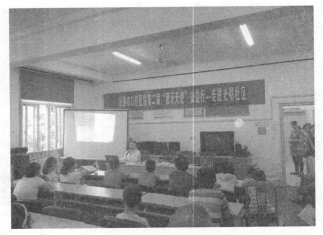

图 10　走进光明社区

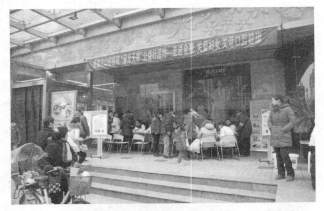

图 11　走进金鹰南大街店

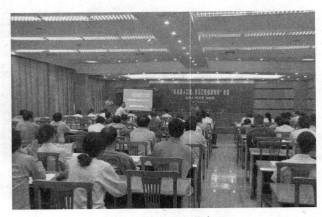

图 12　走进天生港电厂

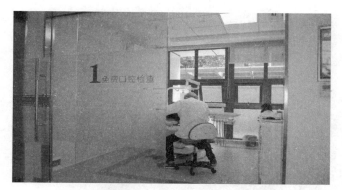

图 13　新院一楼启用的免费口腔体检中心

### （三）加强队伍建设，选拔优秀健康讲师

为更好地开展"爱牙天使公益行"活动，必须有一支优秀的健康教育人才队伍。院内组织多场口腔健康教育讲师演讲比赛，比赛要求参赛者根据各科特点制作图文并茂的 PPT，用通俗易懂的语言进行科普宣教，避免使用生涩、专业的术语。各科室为单位，选派科内骨干参加。评委除了院领导、医院还抽取各科专家代表以及导医、收费、后勤物业人员中的优秀代表作为评委，最终选出了一批科普知识全、口才优、有亲和力的牙防人员作为"爱牙天使公益行"活动的健康教育讲师，保证了活动的质量。这种选拔活动激发了医护人员对于健康教育工作的热爱，加强了自我锻炼，让一批有志有为的年轻医护人员脱颖而出，强大了健康教育专业队伍。

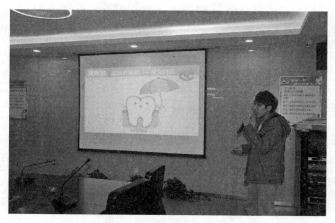

图 14　医生健康讲师竞选

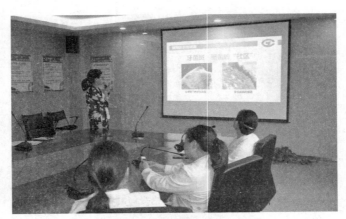

图 15 护士健康讲师竞赛

### （四）强化工作机制，保证工作持续、系统推进

医院成立由院领导牵头相关职能部门负责人参加的项目领导小组，保障各项工作有序进行，确保人员到位、宣传到位、准备到位，为"爱牙天使公益行"活动顺利开展打下了坚实基础。

为长期、稳定地开展爱牙天使公益行活动，由医院医疗资源发展部牵头统一调配医护人员，办公室、人事科制定考核机制，将各科室医护人员参加爱牙天使公益行活动的情况纳入每月绩效考核，科室主动对接社区、企业、学校的额外予以加分。以此完善激励机制，提高医护人员参与活动的积极性。

自"爱牙天使公益行"开展伊始，医院开展的各项义诊、讲座活动结束了以往不定期、不定量的局面。医院和社区、学校、机关、工商企业积极沟通，制定计划，有专人负责提前联系单位，每月进社区、学校、企业或广场各种活动至少4次，利用妇女节、劳动节、母亲节、儿童节、爱牙日、教师节、重阳节、圣诞节提前出台活动方案，逐渐提升了品牌影响力和医院美誉度。

### （五）全媒体配合，扩大项目影响力

自2016年开始，医院抽调中高级职称骨干专家参与南通市电视台《健康我来了》和南通人民广播电台《健康有约》栏目，每期40分钟，至今累计已经播出30余期；在南通日报和江海晚报上作健康专题宣传，同时借助江海小记者的影响，深入小学、社区进行科普宣教。2016年8月医院借助南通文化品牌项目"濠滨夏夜"举办"幸福南通、最美笑容"的颁奖文艺晚会，评选出南通电视台知名主持人作为"爱牙天使公益行"代言人；2017年"爱牙天使百家社区

行"8月在濠滨夏夜正式启动,增强该项公益活动的社会影响力。新媒体方面,积极与南通本地最大、最有影响力的濠滨论坛合作,同时利用好医院微信公众平台和院报,作为配合"爱牙天使公益行"的健康宣传阵地。

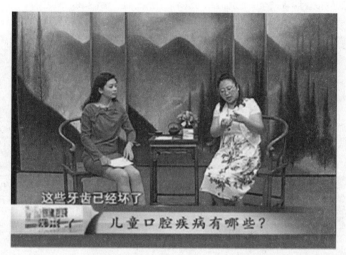

图 16　儿童口腔科医生在南通市电视台《健康我来了》作专题健康教育

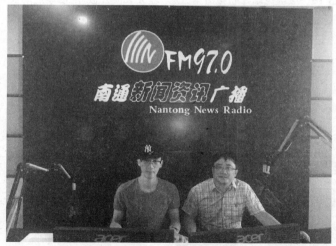

图 17　口腔正畸科医生在南通广播电台《健康有约》作专题健康教育

**[热门活动]** 2017南通市口腔医院"第三届爱牙天使公益行"活动圆满结束！ [复制链接]

发表于 2017-3-7 10:10　只看该作者　只看大图 ▶　　　　　　　　　　楼主　电梯直达

　　3月6日，南通市口腔医院"第三届爱牙天使公益行"活动在虹桥公园内正式拉开了帷幕，虹桥街道的居民作为第一批活动受益者享受到了免费的口腔检查和医院赠送的健康大礼包。医院选派八个科室的专家们现场为居民们进行了义诊。

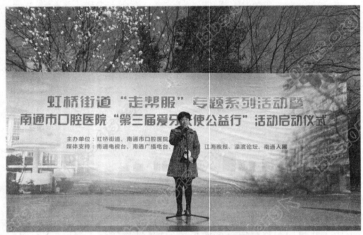

崇川区卫计委薛平主任宣布活动正式启动

**图 18　濠滨论坛专题报道第三届"爱牙天使公益行"活动启动仪式**

寓教于乐 口腔保健从孩子做起——正畸科走进通师二附课堂

2016-01-19 南通市口腔医院 南通市口腔医院

👆喊上面的南通市口腔医院关注我们！

　　"小朋友们知道蛀牙是怎么形成的吗？""我知道！我知道！"……1月8日下午2点，我院正畸科的顾永佳主任和顾洋护士长来到通师二附一（一）班，为这里同学们上了一场别开生面的口腔保健课。

　　虽然面对的是年龄较小的孩子们，顾主任通过生动幽默的语言以及PPT展示，为大家形象地讲解了牙齿的形态与功能，蛀牙形成原因，平时如何注意口腔卫生，咬颌、吮指等不良习惯会导致牙齿和颌面畸形，牙齿外伤脱落应如何应急处理等内容，还与学生们进行了互动问答，现场气氛十分活跃，纷纷踊跃回答提问。

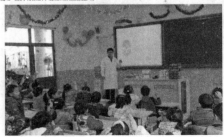

【爱牙公益行】爱牙天使公益行 教师节专场

2015-09-07 南通市口腔医院 南通市口腔医院

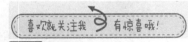

喜欢就关注我 有惊喜哦！

亲爱的老师

您是火种，点燃了学生的心灵之火
您是磐石，承受着一步步向上的攀登
您是蜡烛，燃烧了自己照亮了别人
……

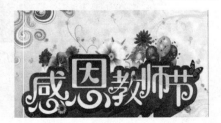

快来看看"口院爱牙天使公益行"又去哪了

2015-05-25 张燕萍 南通市口腔医院

南通市口腔医院第二届"爱牙天使公益行"之"3.5学雷锋义诊"

2015-03-04 红军 南通市口腔医院

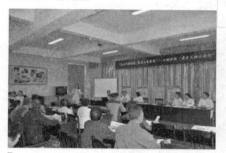

关注口腔健康　提高生命质量
——记口腔医院"送医送护送健康"进社区活动

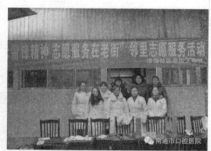

早春三月，乍暖还寒，南通市口腔医院联合和平桥街道濠阳社区开展的"3.5学雷锋义诊"在濠阳社区举行，尽管春寒料峭，但我院志愿者学雷锋的热情丝毫不减。志愿者们热情地为居民测血压、发放疾病防治宣传资料普及健康知识，并为居民进行口腔体检、宣传口腔保健知识。在短短的2个多小时内，前来咨询的群众达200多人次，此次义诊受到广大群众的广泛好评。

图 19　医院微信公众平台关于爱牙天使公益行活动的宣传

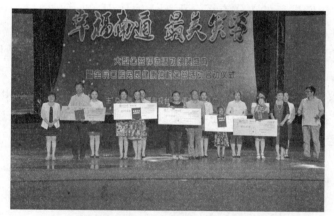

图 20　全民免费口腔健康体检公益活动启动仪式在濠滨夏夜举行

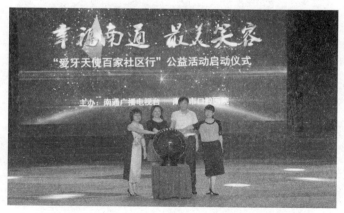

图 21　"爱牙天使百家社区行"在濠滨夏夜正式启动

# 三、项 目 成 效

经过三年多的努力，"爱牙天使公益行"活动的品牌效应已经初步显现，主要表现在以下几个方面：

## （一）群众口腔保健意识显著增强

"爱牙天使公益行"活动启动之初，乃至更早医院在院外做各种口腔义诊和健康宣教的时候，不少社区、企业、学校对此类活动的效果并不看好，配合不积极。因此在进每一家单位开展活动之前，医院都要针对单位和职工不同需求，进行精心策划和准备，活动结束后进行认真总结。随着活动的深入开展，许多单位对我们进行的工作有了全面深入的认识，知道开展口腔预防保健宣教和义诊的必要性和紧迫性，在活动结束后给予医院牙防工作者高度赞扬和认可。现在已经有多家学校、街道社区、企事业单位主动邀请定期上门进行宣讲、口腔检查、义诊。2017 年 3 月 6 日，南通市口腔医院第三届"爱牙天使公益行"启动仪式在崇川区虹桥街道市民广场举行，吸引街道居民 500 余人参加，崇川区卫计委、崇川区虹桥街道党工委和医院领导参加，从现场义诊的情况来看，居民口腔保健意识已经有了明显提升。

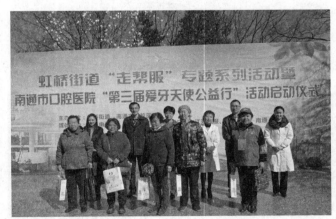

图 22　"第三届爱牙天使公益行"启动仪式走进虹桥街道（2017 年 3 月 6 日）

## （二）树立公益形象、展现医院人文色彩、医院品牌凸显

医院三年来投入巨大的人力、财力、物力支持"爱牙天使公益行"活动，累

计投入 300 余万元和发动医护人员 700 余人次。医院全体员工都能够自觉自愿参与到项目中来,展示市口院白衣天使风采。近年来,在区委、区政府的支持下,医院的健康教育也在飞速发展。区委区政府将原来办公大楼投资 1.2 亿进行改造,并提供给医院作为新院址。医院建筑面积由 7 500 平方米增加到 22 000 平方米,在多个的楼层设立了宣教室,配备电视、展架、宣传资料,健康教育环境有了质的提高。来医院就诊的患者中,主动定期进行口腔预防保健的患者比例正在逐年上升,其中不少就是通过"爱牙天使公益行"活动,知晓了口腔预防保健重要性后才来医院就诊的。医院先后获得市、区文明单位称号,连续三年取得南通市 25 家二级以上医院第三方满意度调查第一名。

### 一、各医院得分、满意度排序

| 排序 | 单　　位 | 得分 | 排序 | 单　　位 | 满意度 |
|---|---|---|---|---|---|
| 1 | 南通市口腔医院 | 98.30 | 1 | 南通市口腔医院 | 100.00% |
| 2 | 南通市康复医院 | 93.33 | 2 | 南通市康复医院 | 96.91% |
| 3 | 南通市第四人民医院 | 91.81 | 3 | 南通大学附属医院 | 94.87% |

### 二、医护人员(Q1-Q4)得分、满意度排序

| 排序 | 单　　位 | 得分 | 排序 | 单　　位 | 满意度 |
|---|---|---|---|---|---|
| 1 | 南通市口腔医院 | 98.69 | 1 | 南通市口腔医院 | 100.00% |
| 2 | 南通市中医院 | 94.64 | 2 | 南通市康复医院 | 98.04% |
| 3 | 通州区中医院 | 94.60 | 3 | 南通市中医院 | 96.99% |

### 三、八大窗口服务(Q5-Q12)得分、满意度排序

| 排序 | 单　　位 | 得分 | 排序 | 单　　位 | 满意度 |
|---|---|---|---|---|---|
| 1 | 南通市口腔医院 | 98.10 | 1 | 南通市口腔医院 | 100.00% |
| 2 | 南通市康复医院 | 92.84 | 2 | 南通市康复医院 | 96.34% |
| 3 | 南通市第一人民医院 | 91.15 | 3 | 南通市第一人民医院 | 94.10% |

图 23　第三方满意度调查(2016 年)

### (三)带动更多专业机构加入

南通市口腔医院"爱牙天使公益行"活动经过长期坚持不懈的努力,树立

了行业内的榜样,有效地遏制了以逐利为目的的所谓健康宣教和义诊,这也是公立医院的职责所在,当然仅靠我们一家医院的努力是远远不够的。近年来,南通地区公立、民营口腔医疗蓬勃发展,其中不少具有社会良知和良好专业背景的口腔机构也加入到了口腔健康宣教的队伍中来,共同推动南通全民口腔预防保健意识的提升,促进全民口腔健康。

　　未来,随着南通地区口腔专科医联体的建立,"爱牙天使公益行"品牌将辐射更多地区、更多人群,南通五县一市甚至周边地区百姓都将受益。在国家"健康中国 2030"规划深入实施的大背景下,"口腔健康,全身健康"的目标一定能够实现!

(张璜巍　高美琴　蔡　波)

# 依托网络信息平台　打造健康促进品牌

## ——唐山市第二医院创建健康促进医院实践

## 一、背　　景

唐山市第二医院是我国成立较早的骨专科三级甲等医院。承担着唐山市及周边千万以上人口的医疗、骨科康复任务。

早在 2000 年，唐山市第二医院就积极探索开展医院健康教育工作，特别是列入唐山市第二批执行中央转移支付健康促进医院（试点）单位后，已完成由简单的卫生宣传到将健康教育和健康促进覆盖到医院门诊、住院病区、社会人群的转变；从单一部门管理到建立全院齐抓共管的网络体系的转变，实现了健康教育和健康促进各个层面的整体跨越。

随着信息时代高速发展，新媒体如雨后春笋般涌现，新媒体以其形式丰富、互动性强、渠道广泛、覆盖率高、精准到达、性价比高、推广方便等特点在现代人们的生活中占据越来越重要的位置。广大百姓及患者已从对报刊、广播、电视等传统媒体的关注向新型媒体转移。作为健康教育和健康促进的重要阵地，唐山市第二医院依托网络信息平台走出了一条开展医院健康教育与健康促进工作的新路，打造出一批自己的健康教育与健康促进的品牌。

## 二、过程（主要做法）

### （一）YY 直播

"YY 直播室"是唐山市第二医院投资近五百余万元打造的网络直播平台，于 2015 年 4 月开始面向全国进行网络直播。"YY 直播室"始创初期主要用于临床教学。列入健康促进医院（试点）创建单位之后，唐山市第二医院积极探索运用"YY直播室"这一新媒体平台向患者和患者家属及百姓宣传普及骨科疾病防治、康复、健康指导等常识,在项目指导单位唐山市疾病预防控制中心的参与和指导下,调整直播方案,制定了完备的科普讲座计划,将每周三下午定为医学科普讲座课堂,讲座内容包括创伤外科、儿科、脊柱、手外科、足踝外科、关节外科及老年人摔倒救治等专业的科普课程。YY直播的优点就是借助于手机、电脑等网络终端,实现课程不限地点,授课专家与听课人员在课程中可以实时互动,方便授业解惑。简单、方便、快捷地向患者和患者家属及百姓宣传普及医疗常识和防病知识,达到提高人们控制和改善自身及他人健康能力的目的。

### 1. 课程推送

"YY直播室"每周在直播前均会通过不同方式将本周主讲内容、课程推送出去。以便患者及家属、广大群众安排时间观看收听,并根据自身的需求和关切,做好与专家在线互动准备。

（1）利用医院对外宣传橱窗和医院的院内网（OA）公示和发送课程通知,包括时间、地点、内容、主讲人,住院患者及患者家属可根据自身需求选择在线或现场收听观看。

（2）通过"YY直播室"自身微信公众平台面向全国发送课程通知、观看方式。医院职工则通过手机微信在朋友圈转发"YY直播室"直播内容以及观看方法。

### 2. 讲师团队

（1）"YY直播室"现有讲师14人,其中主任医师1人,副主任医师4人,硕士研究生导师4人。

（2）YY直播过程中还会邀请国内知名专家或教授在线主讲并与群众互动交流。如:北京积水潭医院的李文军教授,湖南省肿瘤医院的宋达疆教授,温州医科大学附属第二医院的池征璘教授,解放军第401医院的刘育杰教授,重庆医科大学附属儿童医院的田晓菲教授等。

### 3. 受众及成效

（1）每期均会邀请住院患者或者家属现场观看、互动交流。社会及社区居民通过电脑或手机在家及活动场所观看收听。

（2）每月定期设专场对从事健康教育与健康促进的实施者即医护人员进行培训,加强医护人员骨科疾病防治知识、康复知识、健康指导知识,从而更好地为患者、为广大市民开展健康教育工作。

（3）截至2017年6月14日,"YY直播室"已经连续举办78期科普讲座;

覆盖全国 30 多个省市,包括新疆、西藏地区;累计近 10 万余人在线观看和收听。"YY 直播室"不仅得到了广大患者和患者家属及市民的认可,也提升了医院的影响力和知名度。

### (二)康复在线

为进一步发挥骨专科医院的优势,提高骨科患者康复水平,唐山市第二医院与德国康复在线开展合作,建立德中康复在线平台,将德国先进的康复理念和康复技术引入国内。康复患者可以在家通过手机或电脑在"德中康复在线平台"上与德国康复医师进行在线交流与康复训练,从而最大限度地减轻残障。

目前,该平台针对骨科损伤及术后各阶段患者提供了 113 段中文训练视频,德国康复治疗师根据患者的实际情况选择适合的训练方法,并通过平台发送给患者。患者可以通过手机或电脑登录后了解他的训练计划及每个训练的具体操作方法。同时患者还可以将自己在家中的训练情况通过平台发送给他的德国治疗师,从而可以得到德国治疗师进一步的康复指导,使患者达到最佳康复效果。

截至 2017 年 6 月 20 日,该平台已协助 22 名患者制定了康复训练计划,这 22 名患者均表示:"以后不用天天再往医院跑了,在家通过网络视频就可以得到德国治疗师和唐山二院治疗师的指导,太方便了"。

### (三)名医 + 电视 + 互联网 + 手机屏

唐山市第二医院与唐山电视台合作开办了"名医话健康 / 名医直播间"两个电视直播平台,开展健康知识普及和传播,专家在电视台互动演播室结合真实病历,通过医学助理、专业道具深入浅出地讲解医学原理,将骨科疾病防治常识、健康康复指导知识传播给受众,并通过"名医 + 电视 + 互联网 + 手机屏"实现与受众的互动,现场答疑解惑。截至目前,共举办电视直播 32 期,每期电视直播收看人数达 30 万人,累计收看人次 960 万余人。

为使健康教育、健康指导延伸至社会,医院通过"唐山市第二医院""唐山二院骨内科健康教育""健康唐山"等 5 个微信公众号和"医师移动工作室"等多种新媒体方式开展健康知识传播和医患间交流。目前受众人数累计 10 万人以上。其中"健康唐山"微信公众号深受患者、患者家属以及广大市民欢迎,单条阅读量最大达到 6 万人次。

# 三、健康促进医院创建成效

## （一）医患关系进一步和谐

唐山市第二医院开展健康促进医院创建工作以来,极大地降低了医患纠纷发生率。在当前医患纠纷发生率持续增长的社会背景下,唐山市第二医院2014—2016年医患纠纷发生率分别为5.2/万、4.1/万、3.3/万,呈低水平持续下降状态。患者满意度也从2014年的93%上升到了2016年的98%,其中,上升最为明显的就是患者对医院环境的满意度,健康促进医院未创建前为84.17%,开展创建活动后为94.18%。

## （二）医疗质量稳步提升

唐山市第二医院自开展健康促进医院创建工作以来,医疗质量稳步上升,多名赖在医院不出院的康复患者不再躺在医院病房,而是回家中通过"YY直播""德中康复在线"等平台参与康复训练。唐山市第二医院平均住院日已从创建前的2013年的16天下降到2016年的14.6天,连续4年下降。

## （三）受益人群广泛

唐山市第二医院通过开展健康促进医院创建工作,依托网络信息平台将健康教育与健康促进工作由医院延伸至全社会,受益人数超过980多万人次。其中通过"YY直播室"受健康教育人数10万人次;通过微信公众号、患者QQ交流群推广健康知识受益人数10多万人次;通过唐山市第二医院与唐山市电视台合办的"名医直播间/名医话健康"两档电视直播节目受健康教育人数达960万人次。

为更好地开展健康促进医院创建工作,唐山市第二医院组织出版了《骨科病人健康教育指导》一书;汇总编制41种健康教育处方;将住院患者健康教育档案纳入病历管理及绩效考核体系;为更好地服务于患者医院制定了"健康促进81条便民服务措施"。

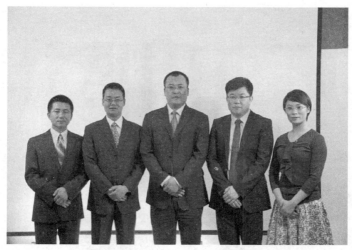

图1　"YY直播室"讲师团队中5位知名专家,2016年均曾受邀在"丁香园"录制公开课

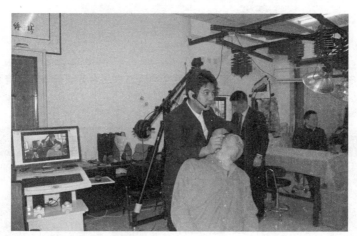

图2　"YY直播室"的康复治疗师直播过程中与患者家属进行互动,指导颈椎康复操练习

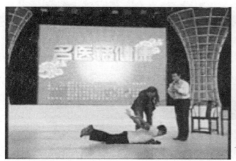
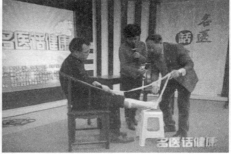

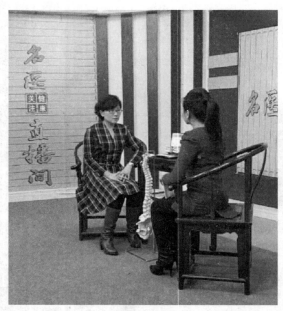

**图 3　利用名医话健康／名医直播间两个电视直播平台开展健康知识普及**

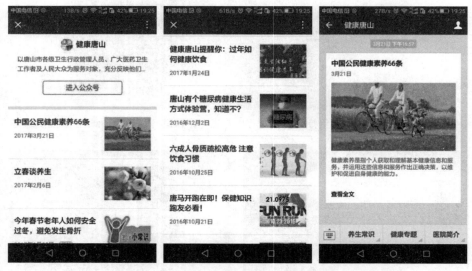

**图 4　"健康唐山"微信公众号开展健康知识传播和医患间交流**

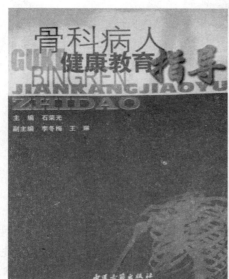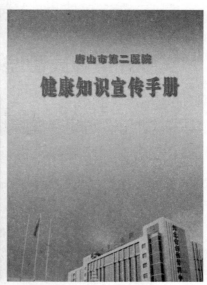

图5　医院组织出版的书籍

（崔明武　侯　奇）

# 实施儿童健康管理　促进儿童早期发展

## ——湖北省妇幼保健院儿童早期健康促进工作案例

　　湖北省妇幼保健院自开始创建"健康促进医院"以来,在医院推动组织下,以健康为中心,创造健康和谐的就医与工作环境,提高儿童保健科医务人员健康教育技能,对儿童及家庭进行健康教育及干预活动,传播健康信息,提高患儿和家长健康意识和自我保健能力,促进儿童早期生理、心理和社会能力等全面发展。

## 一、背　　景

　　**1. 我国儿童保健现状**　随着医学模式的转变,妇幼保健机构儿童保健工作的单一性受到冲击,单纯计划免疫、简单的儿童体检未充分发挥医院体系及社会群体对儿童健康成长的支撑作用。随着儿科医学疾病谱的改变,学习困难、儿童注意力缺陷多动障碍、儿童孤独症等儿童心理行为疾病发生率逐年上升,社会、家庭对儿童保健知识产生渴求。

　　**2. 该院开展儿童早期健康促进的优势**　一是医院科室配置齐全,设置有妇科、产科、儿科、新生儿科、儿童保健科、宣传与健康促进部(全国首家设置此部门)等相关科室与部门,可以提供多学科支持。二是地理位置优越,交通便利。武汉市是九省通衢,省内及邻近省份纷纷来院就诊及学习。三是有区域人口与出生数的优势。所在区域洪山区高校和园区聚集,人口基数和密度大。且医院产科是分娩大户,分娩量连续14年居全省首位。为儿童早期发展服务提供了数量上的支持。四是我院是省级业务指导中心,有全省的妇幼健康联盟网络,为开展儿童早期健康促进奠定了基础。

　　**3. 儿童早期健康促进服务范围**　儿童早期健康促进,重点关注0~6岁儿童。根据不同年龄儿童生理和心理发育特点,为胎儿期、新生儿期、婴幼儿期、学龄前期、学龄期儿童提供基本保健服务。致力于儿童健康促进,整合儿科前沿医学技术,以专业化、系统化、个体化服务为特色,开展集筛查、诊断治疗、早期干预、疾病预防及科研于一体的儿童早期健康促进服务,包括出生缺陷筛查与管理(含新生儿疾病筛查与治疗)、生长发育监测、喂养与营养指导、儿童早期发展促进、心理行为发育评估与指导、预防接种、常见疾病防治、健康安全保护、健康教育等内容。

## 二、儿童早期健康促进工作概况

医院历来重视儿童早期健康促进工作,在人力、财力和物力上给予该项工作极大的支持,在全院范围内探索并实践了健康促进、儿童保健融为一体的儿童早期健康促进新模式,提供完善的系统、连续、综合的儿童早期健康促进服务,使医院儿童早期健康促进工作在全省始终处于领先位置。

### (一)软硬件情况

1. **齐全领先的专科建设、人员配置**　儿童保健科是集保健、科研、教学、临床为一体的全国一流的儿童保健中心,是湖北省妇幼保健重点专科,下设生长发育专科、儿童营养专科、早期综合发展专科、心理行为专科,其中心理行为专科为国家妇幼重点专科。年门诊量 30 余万人次,居全国首列。

配备有跨学科专业技术人员 150 名,含医、护、教、心理、康复师等,特聘国内外本领域一流专家 5 名。人员涵盖妇产科、儿科、儿童保健、护理、心理、耳鼻喉、眼、口腔、营养、康复、教育等专业,为儿童提供全周期、全方位、立体化的服务。

2. **健康和谐的就医与工作环境**　儿童保健科门诊独立分区,设立分诊区、候诊区,流向合理,符合儿童特点。各专科门诊均有单独诊室,并配备相应的设备设施。

业务用房面积门诊 3 800 平方米,训练中心 2 650 平方米。诊室一人一室,保证检测和健康指导的私密性。设置有近 150 平方米的家长课堂教室,用于健康教育讲座与活动的开展。

各种生长发育监测设备、感觉统合训练器材、康复训练器材、相关医技设备配备齐全,可满足儿童保健各亚专业学科业务开展的需要。

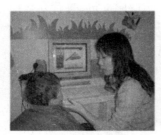
语言评估训练仪

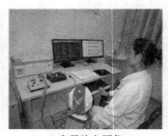
定量脑电图仪

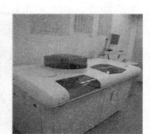
化学发光免疫分析仪

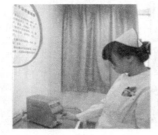
母乳成分分析仪

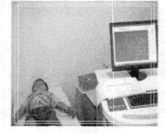
胃肠电图仪

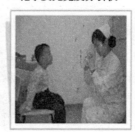
视力筛查仪

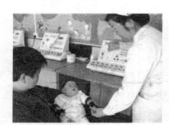
经络导频治疗

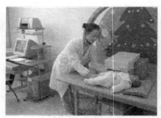
骨密度测试仪

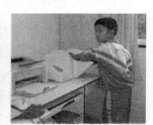
骨龄测试仪

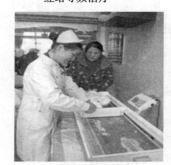
婴幼儿智能体检仪

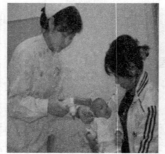
听力筛查仪

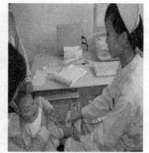
B超骨强度测试仪器

图1　儿童保健设备配备齐全

就医诊疗环境充分考虑儿童特点,温馨、舒适、整洁、安全。候诊区内环境的颜色搭配清新悦目,适于促进婴幼儿感知觉;墙面和诊室门上粘贴卡通图案,柱子设计成枫树样,候诊椅颜色多样、形状各异,备受婴幼儿及家属喜爱。

为患者提供饮水、纸、笔等便利服务,备有宝宝推车、婴儿床,方便就诊家属自行使用。每楼层均设有母乳喂养室,以备哺乳期妈妈所需。自助办卡充值机、挂号机等智能服务,让办卡、挂号、缴费、充值等快速搞定。儿童保健一站式服务,免去了家长来回奔波之苦,极大地方便了家长。

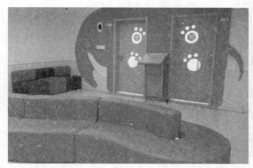
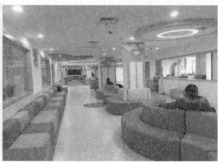
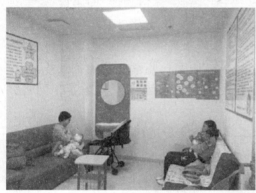
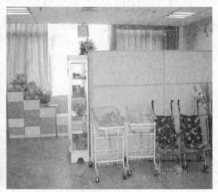

图2　温馨舒适的候诊区、母乳间和便民设施

3. **多学科、多领域合作的共创机制**　儿童早期综合发展指从孕期到生后6岁,尤其是孕期至生后3岁儿童体格生长、心理行为、社会适应能力等方面的全面发展。医院领导、科室、医务人员都认识到儿童早期发展的重要性,并给予重视与支持。

与产科、新生儿科、儿内科、耳鼻喉科、眼科、口腔科等之间建立了多学科合作机制,科室之间信息无缝对接。多学科紧密配合,健全的转诊制度,让在医院出生、就诊的每个婴幼儿都能得到科学的儿童早期发展服务。

作为健康促进医院,医院给予了政策和环境支持,充分发挥了医疗保健机构作为健康教育与健康促进主阵地与支撑平台的作用。

### （二）儿童早期健康促进工作机制

对 0~6 岁儿童,分满月健康管理、婴幼儿健康管理和学龄前儿童健康管理三个阶段,利用自己研发的针对婴幼儿生长发育监测评估系统,儿童保健医生及时开展家长指导,指导内容涵盖儿童体格生长和发育、喂养、饮食和营养、大小运动发育、认知、语言、情感和社会交往的发育以及意外伤害的防范、计划免疫等。

**1. 制定儿童健康政策**　建立、健全与儿童健康管理有关的政策和制度,如生长发育监测、营养膳食评估指导、早期发展水平测试、家庭养育环境评估、心理行为评估、预防接种等流程、注意事项等,对照标准进一步修改、补充和完善。

**2. 提供健康服务与监测**　针对儿童身心快速生长发育特点,进行系统、连续的监测,内容涉及喂养、营养、护理、睡眠、体格测评、健康检查、合理膳食、早期教育、智力发育、心理行为发育跟踪、运动发育跟踪等方面,提供生长发育监测、营养膳食评估指导、早期发展水平测试、家庭养育环境评估、心理行为评估、预防接种保健服务。提供方便家长儿童的一条龙服务,儿童和家长在同一个楼层、一个区域即可接受所有的保健服务,免除了来回奔波之苦。

采取个性化指导、小组活动等形式,对儿童父母进行营养、体格发育、疾病预防、教育、心理等全方位的指导,提高父母科学育儿的能力,帮助父母做好家庭育儿规划,并开展科学的综合性干预活动,使儿童的体格、心理、认知、情感和社会适应性达到健康完美状态。

**3. 配套开发管理工具**　自主研发体格检测、营养性疾病筛查、心理测试、

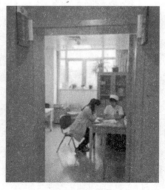

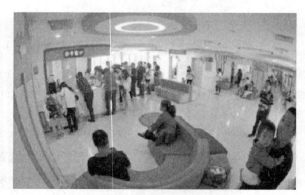

图 3　满月宝宝首诊登记室　　　　图 4　儿童早期发展预约门诊候诊区

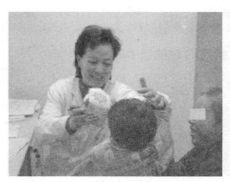

图5 儿童保健科专家接诊

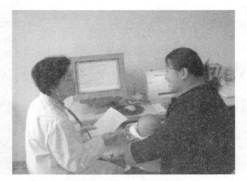

图6 儿童营养评估及喂养指导

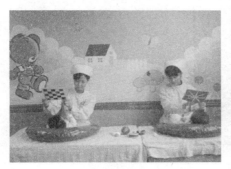

图7 高危儿干预

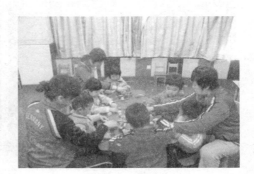

图8 亲子训练

骨龄测试、儿童体质测试等计算机软件专家指导系统,具体有:儿童体格发育评估生长速率监测、喂养行为与膳食分析、早期发育水平测试与神经系统评估系统、幼儿情绪及社会性评估、儿童智力、心理行为发育评估系统、家庭育儿环境评估系统。这些系统软件简单易行、图文并茂,可对小儿发育进行定期评估并制定有针对性的个体化指导方案。

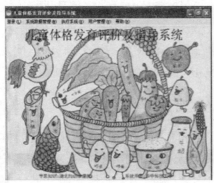

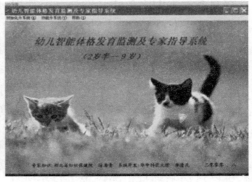

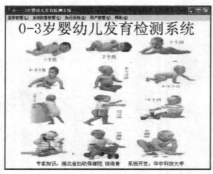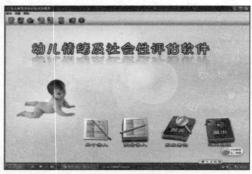
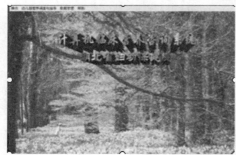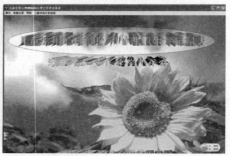

图9　儿童早期综合发展咨询管理软件

**4. 建立儿童健康管理档案**　自行设计并研发了儿童早期发展预约门诊服务健康管理系统,全程实行信息化管理,接待、预约、体检结果存电子档案,便于随时调阅。

每天根据预约时间提前2天发短信温馨提示家长"宝宝体检的时间"。家长如果预约时间不能前来,家长可直接发短信留言或QQ留言,工作人员会主动与家长联系,重新预约体检时间。

形成先进的婴幼儿健康管理模式,对婴幼儿进行细化区分管理,从满月起就针对有需求的家长建立档案专案管理,在0~12个月内对宝宝每月进行1次健康检查,对1~3岁幼儿每3~6个月进行健康检查,并结合健康档案的建立,对宝宝进行"月月跟踪—阶段评估—个体化干预—再评估—再干预"的早期发展指导,形成一个立体、系统、全方位的测评和干预体系。

每月预约好下月来健康体检的具体时间,利用"儿童早期发展预约门诊管理系统",每天汇总当天要来的患者名单,掌握每天人数。

家长预约就诊当天,直接到接诊台拿号排队,排号单上清楚显示前面排队等候人数;接诊护士根据档案信息,告知当天健康体检的内容、项目;家长就可以持档案到各个测试室进行系统评估测试;最后由测试医生将幼儿档案

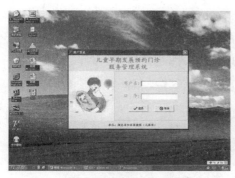

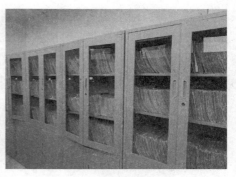

图 10　预约门诊服务管理系统　　　　图 11　儿童健康档案

及所有测试结果,送至早期发展预约专家门诊处,请专家给予个性化的早期
发展指导。

　　每个儿童均有自己的专用档案,档案内容包括家庭环境与父母一般情况、
围产期情况、育儿专题讲座通知和参与情况登记、亲子课参与情况、每次儿童
体检的结果、家长的问题及专家的指导建议。

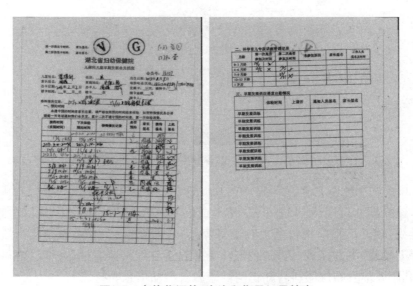

图 12　个体化评估、咨询和指导记录档案

### 5. 开展特色活动

组织形式多样的健康教育与健康促进活动,深受儿童及家长喜爱。

　　(1)充分利用孕妇学校、家长学校、新手妈妈班等方式开展孕产期保健、儿
童保健知识的宣教,包括提供母乳喂养指导、新手爸妈培训、亲子活动示教等健

康教育活动。同时开展家庭育儿规划及父母育儿技能评估,并参考评估结果,帮助父母掌握育儿技能。开展多种形式的健康教育活动,针对性强、覆盖面广、分阶段性、关注特殊儿童,从孕期到婴幼儿期、关注儿童体格、营养、喂养、发育等问题,开展全面的家庭规划、育儿技能体验、个体化综合性指导和家长培训。

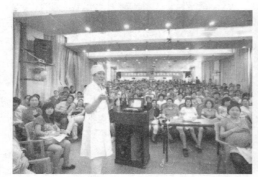
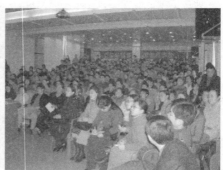
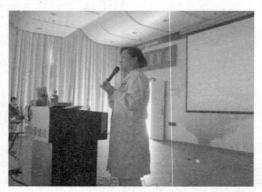

**图13　孕妇学校、家长学校、新手妈妈班**

（2）利用大众媒体与新媒体普及促进儿童早期发展知识。组织儿童保健专家连线湖北日报、楚天都市报、楚天金报、长江日报、武汉晚报、武汉晨报、湖北经视、湖北广播电视台垄上频道等媒体,传播知识;专家参与湖北广播电视台垄上频道、湖北经视、腾讯视频、斗鱼平台等在线视频直播,在线讲解科普知识;利用微信发布健康科普知识与健康教育活动信息。

（3）利用"六一"、世界孤独症日、世界早产儿日积极开展健康教育主题活动。

（4）每年开展"多动症、学习困难"家长辅导课堂、儿童游戏团体辅导近百场,家长和孩子反映良好。每年举办育儿沙龙30余期,万余人次的家长得到了科学实用儿童保健知识,适合宝宝身心发育的保健服务内容。

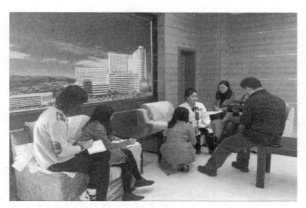

图 14　媒体现场采访儿童保健科专家并报道

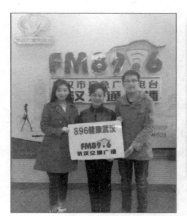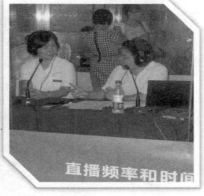

图 15　儿童保健科专家电台直播生长发育知识

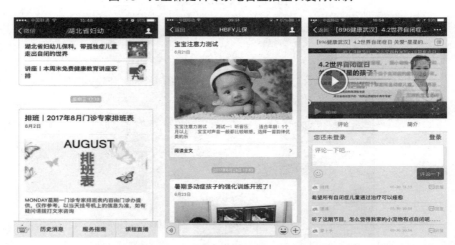

图 16　医院官方微信、儿童保健科微信、儿童保健科专家视频直播

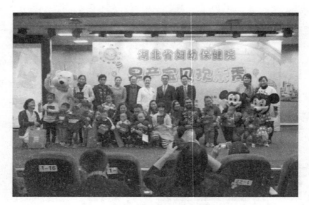

图 17　早产儿欢乐秀

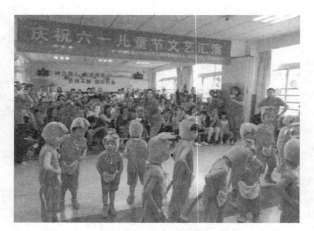

图 18　六一文艺汇演

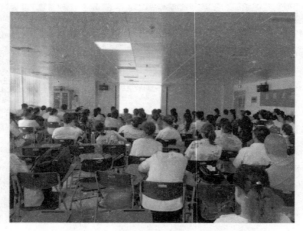

图 19　分年龄段开展健康教育讲座

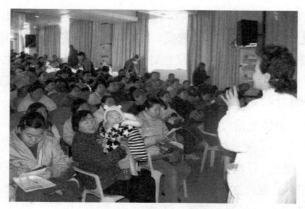

图20　全院性家长健康教育讲座

（5）因地制宜设置橱窗、画廊、宣传栏等，儿童保健体检制度、科普知识上墙，积极传播健康的儿童养育知识与技能。同时，院里统一编制的健康教育处方、折页、小单张等各种健康教育资料免费发放。

# 三、工 作 效 果

实施儿童早期健康促进工作，一是普及科普知识，使家长与儿童生长发育相关知识和自我保健意识得到进一步提高。二是通过定期健康服务，使他们充分了解到早期健康促进的益处，并享受到早期健康促进的好处，熟习并掌握一定的科学防治知识，采取健康的生活方式，提高了依从性、主动性和参与度。三是家庭的自我管理技能提升，家长主动接受预约制服务，定期来院接受各项保健服务，促进儿童早期生理、心理和社会能力等全面发展。

**典型儿童早期发展案例**

## 两岁"小不点"完成追赶生长

小样儿是指出生体重低于同胎龄儿平均体重第10百分位数，或低于平均体重2个标准差的一组新生儿。有早产、足月和过期小样儿之分。胎龄在37到42周之间的足月小样儿，出生体重多低于2 500克，在小样儿中最常见。小样儿可能是胎儿宫内生长受限的结果，容易发生发育、神经行为及智力落后。两岁以内为小样儿追赶生长的关键期，应在医生的指导下科学喂养，实现孩子身高、体重、头围以及各方面能力的平衡发展。

2016年8月24日，足月出生但体重仅1.9千克的小样儿妞妞满两周岁了。两年间，她在湖北省妇幼保健院儿童保健科接受22次生长发育监测指导，在医生、家长的共同努力下，各项发育指标赶上同龄儿。专家指出，过半的小样儿并未接受过科学的喂养指导，发展成"矮胖"者居多，小样儿喂养具有特殊性，需适时监测，制定个体化的喂养方案，孩子才能获得最大的生长潜力。

汉阳的刘女士 2014 年 8 月 24 日足月产下 1.9 千克的女婴妞妞（化名），母亲妊高征、脐带扭转、出生胎粪污染、低血糖……因高危因素多，妞妞一出生就被送进新生儿病房接受治疗。

满月后到儿童保健科体检，接诊的王小燕副主任医师发现孩子体重仅有 2.6 千克，瘦小、皱巴，且吸吮力量不强。刘女士母乳不足，喂养方法也不得当。王小燕指导其调整喂养方案，缩短喂养时间，拉长间隔，逐渐增加运动量，两个月后体检，孩子体重顺利增长了 1.2 千克。

接下来的 20 个月，刘女士带着妞妞定期监测，根据后续出现的食物过敏、夜奶以及身高增长缓慢等问题，王小燕先后 10 余次调整喂养方案。在个性化的喂养指导下，妞妞生长发育水平逐渐趋于正常。8 月 24 日，妞妞进行检查时，身高、体重、头围、语言、运动等各项指标均达到同龄正常孩子水平。

### 早期干预助高危儿恢复正常

小星，男，第 1 胎第 2 产，双胎（小），孕 29 周，母亲孕期有"保胎史"，因胎膜早破而行剖腹产娩出，出生体重 1 550 克，出生后因新生儿肺炎、新生儿肺透明膜病、颅内出血、败血症等在 NICU 住院两个月。4 月龄时因"俯卧不能抬头"来儿童保健科就诊。小星当时的情况较差：不能抬头，四肢屈曲，拉起头明显后垂，粗大运动功能相当于 1 个月正常足月儿水平。妈妈很是焦虑和担心。家长的焦虑情绪会影响其育儿方法，这种负面情绪甚至还会感染孩子，对孩子的成长造成不利影响。因此，提高家长的信心是干预治疗的关键。告知高危儿在半岁以前其大脑的可塑性是很强的，通过早期科学的综合干预完全可以让小星的发育恢复正常。

小星经过近 2 个月的综合干预治疗，效果明显，头部已能控制自如，上臂支撑及腰部力量明显加强，能前臂支撑坐，主动抓物，出声笑，整个身体的协调能力明显提高。后来一直在干预室坚持治疗，同时也在早期发展中心坚持上亲子课做感知训练。经过系统的综合干预治疗 7 个月后，小星从身高、体重的变化到意识增长、主动技能的慢慢体现，从最初的不会抬头到现在能够自己慢慢地爬行，于 11 月龄时运动能力已达到正常化，可手—膝爬行，扶站片刻，可玩拍手游戏。他终于脱掉早产的帽子，赶上其他正常同龄儿。

（周建跃　罗华荣　张　勤　温红蕾）

# Yes I do,让我们一起打卡去

## ——女性健康自我管理小组手机软件管理实践

# 一、项 目 背 景

## （一）小组成员基本情况

上海市黄浦区社区青年女性白领健康生活方式自我管理小组中有叱咤职场的外企白领，有朝九晚五的国企、事业单位职工，也有在家照顾孩子的全职妈妈，她们年龄在 25~45 岁之间。4 年来，通过合理膳食，积极运动，不依靠药物或其他非自然手段，共同遵循健康生活方式，保持科学管理体重的初衷，让这个 16 人的"家庭"持久"美丽"。

众所周知，饮食不规律和运动时间有限是体重管理的两大"拦路虎"，小组的"法宝"就在掌中方寸间：手机软件。他们通过手机软件，创建体重管理方案，成为自己健康的"掌门人"。

4 年来，她们用一系列行动让体重"缩水"，管住了体重，收获了健康。入组初期，小组成员 BMI≥22 的共 10 人，血脂超标合并轻度脂肪肝 1 人。2017年初组员 BMI≥22 的降至 8 人，血脂超标合并轻度脂肪肝 0 人。

"你们今天晚餐吃了什么？""大家汇报一下晚餐后走了多少步？"在每个黄昏，小组成员的手机微信群准时响起，这个微信提示音让小组成员中不少饭后"瘫坐一族"迈开了脚步。小组成员除了组建手机微信群，还删除了不少手机游戏，下载了"薄荷健康"软件记录每日膳食，运动软件"咕咚""NIKE RUNING"等记录运动数据，更是在每周五打卡"晒"出成员体重。

"分享一下大家的食谱吧！""你的体脂率多少？"小组成员们已经习惯了这样的问候方式。除此之外，小组成员还将比赛从线上延伸至线下，以定期线下聚会、不定期线下体育竞赛等多种方式，开展健康管理。

### （二）项目实施背景

小组成员为年龄跨度较大的女性。追溯她们与体重管理项目结缘的原因也是多种多样的。"群主"生了二胎后吃了太多月子餐，特别是甜酒酿，体重飙升；"主任"升迁之后，工作压力大，三餐丰盛，无暇健身，属于"压力致肥"和"过劳肥"；"厨神"错误减肥，反弹致更肥；"小凯"孕期不注意营养平衡，热爱垃圾食品，差点惹上妊娠糖尿病。

2017 年春节刚过，万物复苏，人们的味蕾也开始苏醒。在一次周五微信群晒体重的交流中，小组成员们深感冬季疏于自我管理，让体重有了不同程度的上升，不少组员甚至出现了"一览众衫小"的困扰，为了健康一"夏"，轻盈一"夏"，春季打卡身材管理方案横空出世。

## 二、工 作 思 路

女性似乎总在和体重"斤斤计较"。如何让体重控制日常化、新颖化？小组成员们借力时下最流行的免费手机软件开展管理健康。在全科医生的科学指导下，以微信等社交软件作为联络工具，运用多种免费手机软件对体重、饮食、运动，甚至女性生理期进行管理，有效解决体重问题。

| | 姓名 | 基础体重 | 5月19日 | 5月26日 | 6月2日 |
|---|---|---|---|---|---|
| 1 | Chris | 72.5 | | | |
| 2 | 小雨 | 63.5 | 65.5 | 65.5 | 65.7 |
| 3 | 小凯 | 60.5 | | 珠海 | |
| 4 | 大条 | 61.8 | | 61.2 | |
| 5 | 队长 | 59.8 | 59.6 | 60.2 | 59.6 |
| 6 | 表妹 | 57.6 | 57.1 | | |
| 7 | 厨神 | 57.6 | 55.2 | 55.4 | |
| 8 | 科学家 | 54.4 | 55.4 | 55.4 | 56.2 |
| 9 | 夫人 | 53.4 | 55.3 | 54.6 | 54.9 |
| 10 | 主任 | 52.9 | 下周 | 停 | 57.4 |
| 11 | 叶子 | 49.7 | 50.2 | 50 | 49.5 |
| 12 | CC | 46.0 | 47.8 | 47.7 | 47.6 |
| 13 | 小香 | 51.3 | 50.6 | | 50.3 |
| 14 | 主席 | 49.1 | 工作 | | 49.3 |
| 15 | 群主 | 52.0 | 48.8 | 49.3 | 48.7 |
| 16 | 老板娘 | 50.7 | 51 | 49.6 | |

**图 1　2017 年春季部分日期的体重记录手机截屏，使用手机软件 Numbers**

# 三、主 要 做 法

## （一）主体方案

组员共同制定并通过了《YES I DO 减肥群 2017 春季运动打卡方案》，计划于 2017.2.13—2017.4.23 开展为期 10 周的春季打卡项目，本轮打卡内容分为运动和饮食两大类。70 天的饮食和运动干预能否让组员们成功享"瘦"一下呢？让我们一起揭秘她们的健康自我管理计划。

在这项打卡任务中，运动类打卡分为必选运动项目和自选运动项目两类。必选项目主旨让小组成员利用一切碎片时间"动"起来，每人每周完成 6 次及以上。自选项目主要为一些简单的有氧运动及无氧运动，每人每周完成 4 次及以上。考虑到女性生理期，每位成员每月可享有 1 周运动福利期，即在福利期内，可申请连续 1 周不参加运动打卡。运动打卡的详细情况见表 1。

饮食类打卡要求每位成员每天做好饮食记录。每天摄入总卡路里按照"薄荷健康"软件，结合个人体重目标，由软件自动给出建议标准，组员参照该摄入标准，严格把控"口"关。

虽然和卡路里"战斗"，摄入食物精准到克，但是，美食当前，每位组员依旧每周可有 2 天饮食福利期。福利期可不进行饮食打卡，饮食打卡福利期可拆分或连续在一个自然周内使用完毕。

表 1　YES I DO 小组 2017 春季运动打卡要求

| 打卡内容 | | 打卡具体要求 | 反馈 |
|---|---|---|---|
| 运动打卡 | 必选项目 | 1. 每天完成 3 组平板撑；<br>2. 每天完成 50 个仰卧起坐或类仰卧起坐运动；<br>3. 每天完成 3 组 1 分钟跳绳。<br>（每日必须完成其中 2 项打卡，1 周内至少打卡 6 次） | 拍摄运动现场照片发送到微信群 |
| | 自选项目 | 每周 4 次以上的持续运动。（跑步 3 公里以上速配不低于 9，快走 4 公里以上速配不低于 12；连续游泳 30 分钟以上；椭圆机等其他机器不少于 30 分钟；瑜伽、跳舞等项目不少于 40 分钟；球类不少于 40 分钟；旅游者日行 2 万步以上可算作打卡）（还有其他项目请申报后制定标准） | 拍摄运动现场照片截屏运动软件完成情况发送微信群 |
| 饮食打卡 | | 按照自己应用的软件设定体重目标后的推荐卡路里为标准进行每日打卡。1 周至少打卡 5 次 | 饮食记录软件截图发送到微信群 |

## （二）奖惩方案

1周内没有完成打卡目标的成员将被警告一次，连续2周没有完成打卡目标的成员将被严重警告。10周打卡结束后，进行聚餐表彰打卡优胜者。

## （三）监督方案

"夫人"作为女性健康自我管理小组的饮食打卡记录员。她使用手机软件 Numbers 每天记录16名成员的饮食情况，达标则记为√，不达标则记为×。

设运动打卡记录员1人，使用手机软件 Numbers 每天记录16名成员的运动情况，分别记录必选运动和自选运动两个大类运动的数据。

运动打卡记录员每周或每2周轮换一次，16名组员在每周日晚间民主协商产生下周打卡记录员。

"群主"是"打卡"任务的总监督。在每周日晚间审核本周饮食和运动打卡情况，在微信群内发出警告和严重警告提示："叶子"因辅导孩子期中考没能按时完成这周运动打卡项目，在此警告一次。"

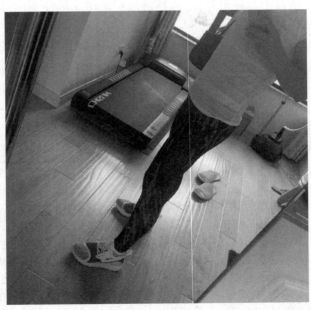

图2　组员必选项深蹲完成后的手机照片截屏，该照片用于向小组打卡记录员汇报

## 四、取 得 成 效

　　经过几十天的"斤斤计较"，小组 16 人全部完成 10 周打卡，发出警告 10 人次，未发出严重警告，除 1 人体重上升 0.3 千克外，其余 15 人体重均出现不同程度下降，BMI≥22 的组员人数下降到 8 人。全小组 16 人共甩重 37 千克。小组于 5 月 6 日中午进行了聚餐，总结表彰了打卡优胜者"群主"，她在此项打卡活动中，累计减重 6 千克，体脂从 26% 下降到 17%。用她的话说，不仅控制住了体重，还赢得了健康，可以放心到美国度假，穿上新购比基尼了。

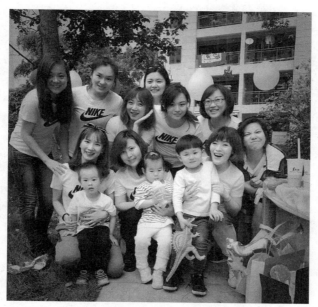

**图 3　春季打卡结束后聚餐合影**

　　这种方案适合 20 人以下的小型团队：有共同的健康管理目标，有使用各种简单软件的基本能力，有科学可靠的技术支持。项目可以定期或不定期开展，无项目开展期间以定期汇报某个单项检测结果为主，如每周汇报体重照片，每季度汇报糖化血红蛋白等，结合手机社交软件的群聊功能，分享在健康管理过程中的心得体会。

　　这种新型的管理方式可拓宽社区卫生服务中心的健康管理思路，延伸全科医生的工作范围，为社区居民或社区就业白领提供一种活泼、生动、有趣味的健康管理新方式。

"我们一起打卡去"不是孤立的、短期的女性健康自我管理活动,通过小组凝聚的互帮互助、团结奋进的精神面貌,已经深深融入了组员们的生活和工作,成为黄浦区健康教育与促进工作中一道靓丽的风景线。

(钟 捷)

# 关注健康  你我同行

## ——大连医科大学附属第二医院健康教育学院
## 让我走向健康之路

我叫赵祖钺，今年 86 岁，到了耄耋之年，没有比健康更重要的事了，而真正让我走向健康自我管理之路的是大连医科大学附属第二医院（以下简称"大医二院"）的健康教育学院。

2017 年 4 月 28 日，我有幸见证大医二院健康教育学院成立，党委书记任萍同志亲自为我颁发了优秀学员奖。大医二院有一支专业的健康教育队伍，在仪式上还有一些为我们上课的主任、教授，获得优秀教员奖，王立明副院长为这些专家颁发了证书。在大医二院健康学院成立大会上，我听任萍书记说，习总书记指出"没有全民健康，就没有全面小康，要把人民健康放在优先发展的战略地位"。才知道，健康这件事国家也在管。

现在，我更加依恋大医二院，这些专家教授，使我真正具有了自我管理健康的技能，真正实现了通过健康教育与健康促进提高健康水平。我作为一名健康追随者，祝愿大医二院健康教育学院越办越好！

## 一、健康活动丰富多彩

我们这些伙伴，一周四至五次到大医二院听课，医院有专人为大家服务，设立了患者服务部，小于护士为我们设了专门健康教育专区，每次使用 PPT 给我们讲课，给我们每人发放健康教育材料汇编。每年年初，大医二院印制全年《健康讲座课表》，免费发放给群众，并且在《大连晚报》每周一《健康专栏》中实时公布本周《健康讲座》的专家名字、讲课内容。在实际听课活动时，我们会根据自己的需求，选择自己需要的内容。大医二院是辽南地区最大的医院，医院亚专科就有 107 个，形成了很多不同课题的专家库，专家们精心为我们编制课件，用心为我们授课。我们的老伙伴们，在听课的同时，还可以拿着化验单，

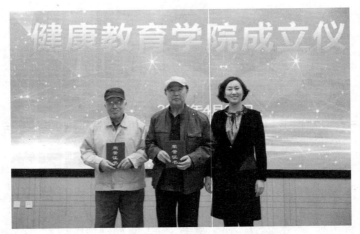

图1　大医二院任萍书记颁发优秀学员奖

向专家咨询,使健康教育活动更加系统化、专业化、一体化、大众化。

　　除了与大医二院的医生面对面接受健康教育外,我们还能通过他们开展其他形式多样、丰富多彩的活动获得健康知识和技能。大医二院同大连市总工会、《大连日报》、大连电视台联合发起"名医进企业""名医社区行",城市广场大型义诊,世界脑卒中日大型健康访谈,走进厂矿传播急救知识等活动,还在电视、报纸、新媒体上开展义诊宣传活动。所以我们不仅能在医院听课,还在各种卫生宣传日活动中,接受免费义诊,收到各种健康礼品。

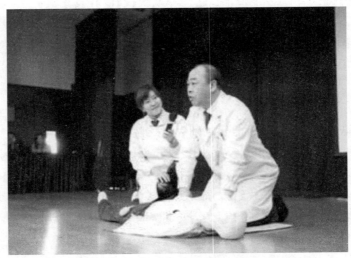

图2　名医企业行活动,现场急救知识培训

# 二、"专项服务"促进健康

## （一）健康小屋倍受益

在大医二院健康学院里，我们真正感受到健康教育的重要性，并学会了如何营养用餐，如何放松心情，如何适当地锻炼身体，如何按医生的要求养生。大医二院以知名专家命名建立了16个健康小屋，深受社区居民欢迎，大家受益匪浅。我就住在河口区王镇山健康小屋社区，我气管不好，在家门口就能得到呼吸内科王镇山主任的医治，我们周边居民有问题都可以来咨询，定期做血压、血糖、血氧等常规检测，使我们在家门口就能得到专家的"专项服务"。

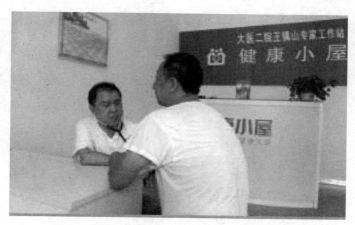

图3　大医二院呼吸科王镇山主任出诊健康小屋

## （二）健康管理"用电视"

在大连天途有线电视台，大医二院实时发布最新的医疗资讯，使我掌握了基本的健康知识，并能协助居民完成对自身健康状况的科学管理。通过实时监控，可以把我的血压、血氧饱和度等相关信息传递给大医二院健康管理云平台，他们会根据我的情况，给予我合理的建议和诊治；并且电视也能提供大医二院的专家诊挂号服务。健康管理云平台，使我在家从看电视到"用电视"。

## （三）服务产业促健康

我很感激大医二院为老百姓做的贴心事，使习总书记提出的"普及健康生活,优化健康服务,完善健康保障,建设健康环境,发展健康产业为重点,加快推进健康中国建设",使卫生与健康发展理论体系得以落实。

他们医院牵手大连市 34 家企业成立大连市健康服务产业促进会,发展健康产业;

健康服务产业是深化医改,改善民生,提升全民健康素质的必然要求;将促进会办成"政府需要,百姓认可,会员满意"的自律性组织,加快大连市健康服务产业的发展。

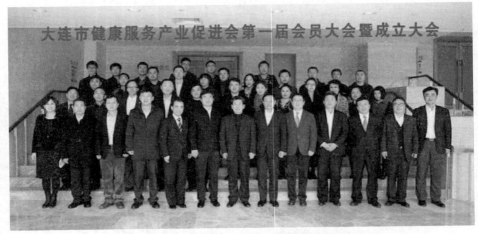

**图 4　2015 年大健康服务产业促进会成立大会**

医院很有爱心,我邻居小孩得了白血病,家里很穷,得到了大医二院"青少年骨髓移植救助基金——专项救助",吸纳种子基金 154 万元,已对 20 余名困难白血病儿童提供救助。

每年他们都在大连星海广场组织中国国际大健康博览会,开展百名专家大型义诊活动和专家健康讲座,给我们免费做超声、做心电图、化验血,有单独的检查房间,我们这些老伙伴早早的去排队,不仅看到了展出的服务产品,还能从大医二院打造的健康产业大平台,形成医养结合的品牌中获益。

# 三、健康服务助推分级诊疗

## (一) 医疗联盟显成效

我家亲人都在农村,得了重病我也没有更多的好办法,大家只能在亲情上

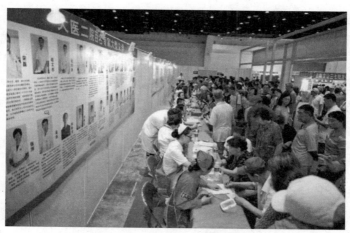

图5 百名专家大健康大型义诊

帮助,但在费用上我们无能为力,而大医二院区域医疗联盟就让我的农村亲戚受益了。例如,在庄河农村住院,转到大医二院就不用再交门槛费了;大医二院大专家还到我们老家村社区卫生服务中心、乡镇卫生院、村卫生站进行门诊义诊讲座等,并加强区域医疗联盟建设,实施区域内资源下沉和开展各类健康服务活动,他们精心带教基层医院医生、护理、管理人员,进行各级各类干部培训和人才培养,提升了基层医疗卫生水平,助推分级诊疗格局形成。我们老家人再也不用担心了,分级诊疗制度的落实,基层医疗服务能力提升,优质医疗资源下沉,基层初筛等多种措施,把常见病留在基层;区域医疗联盟建设,则使基层医药卫生机构与大连二院能无缝对接,使我们百姓真正受益。

### (二)远程医疗有特色

我们老家农村的人如要做心电图、拍片都不用到大医二院来,该院把网络连到我们农村卫生站,就可以实现远程会诊、远程心电、远程影像、远程病理、大型设备社区预约检查,我们人在基层农村,也同样能得到大医二院专家诊断,同样享受到大医二院专家专业服务。

### (三)家庭医生服务好

在分级诊疗中,我们这些老年人,与基层卫生计生机构主动对接,推进家庭医生签约服务,专家定期进驻社区出诊,以糖尿病、高血压等慢性疾病为突破口。开具慢病处方,开展健康讲座等。

我一直在大医二院健康教育学院学习,目睹了大医二院健康教育工作这几年的变化,2014年获得了大连市健康教育示范基地,2015年又挂上了省健康教育示范基地牌匾,2016年又荣获了全国健康教育示范基地创建单位,并且2016年荣获全国医养结合示范机构,2017年获评首批全国"健康促进与教育优秀实践基地",荣获《健康报》医疗扶贫贡献奖等一系列荣誉。

真心祝愿大医二院健康教育学院越办越好,造福越来越多的市民群众,为提升大连市民的健康素养水平作出更大的贡献。

（赵　健　任　萍　于忻彤）

# 关注多元工作共同开展 着力健康促进医院建设

## ——合肥市第二人民医院创建健康促进医院实践

## 案 例 简 述

合肥市第二人民医院作为合肥市规模较大的集医疗、科研、教学、预防、保健、康复、急救等为一体的三级甲等综合性医院,在健康促进医院建设过程中,不断丰富健康信息传播经验,优化健康传播策略,逐步建立了集广播、电视、报纸、微信、网络等传统传播手段和新媒体手段为一体社区健康传播网络,在为医院赢得社区居民口碑的同时,不断提高人群的健康知识知晓率。

**缘起:根据创建工作核心问题提出建设目标**

随着国民经济的快速发展,人民生活水平不断提高,广大民众越来越关注自身及家人的健康问题,表现出对健康的渴望和追求越来越强烈。健康促进医院的目标是通过健康促进策略与活动,如营造健康的医院环境、出台或改革有利于患者、医护人员及社区居民健康的政策等,把医院建设成为保护和促进患者、医护人员及社区居民健康的健康促进中心,而不是手术和药物治疗中心。因此,如何在传统的医院背景中把握健康促进的发展方向,提倡以人为本的人文内涵,在健康促进医院的建设过程中显得尤为重要。

合肥市第二人民医院始建于 1950 年,前身为中国人民志愿军第十兵站医院,目前已成为合肥市规模较大的集医疗、科研、教学、预防、保健、康复、急救等为一体的综合性三级甲等医院,安徽医科大学附属合肥医院。医院含 3 个院区,2 个老年护理院、2 个社区卫生服务中心,13 个紧密型医联体。拥有床位 3 000 余张,安徽省临床医学重点学科 2 个,合肥市医学重点学科 13 个,具有医疗服务量大、覆盖面广等特点。2015 年,医院作为安徽省第二批健康促进医院创建试点项目医院,对医院而言,这是新的发展与契机,健康促进医院创建的目标为医院在健康促进工作上进一步推进提出了新的工作要求。

根据健康促进医院的建设要求,对医院建设情况进行了系统梳理,医院提出:结合社情、民情和医院实际情况,完善体制机制建设,改善健康支持性环境,同时重点在如何增进医患沟通、改善患者就医体验、提升医护员工满意度上下功夫,通过系列举措促进医院综合影响力的整体提升。

### 建制:从体制机制上保证院内健康促进工作推进

体制机制上的完善是促进工作有序推进的必要条件。医院成立了以党委书记牵头的健康促进医院领导小组,建立了"书记直属分管、健康促进管理办公室专职、多个行政部门配合、全院全员积极参与"的组织模式,并且职责分工明确。

医院把建设健康促进医院和控烟工作纳入目标责任考核和医院发展规划;明确防保处增挂健康促进管理办公室,作为健康促进工作牵头负责部门,其他相关科室设有联络员,各部门职责明确,并有专人负责本科室的健康教育工作;建立了控烟巡查制度、考评奖惩制度、劝阻制度等,设有控烟监督和巡查员,制定了全院健康教育与健康促进工作培训制度和员工健康管理制度。

根据创建需要,医院还制定了健康促进医院工作年度计划,每年年初召开健康促进领导小组协调会,详细部署各部门工作任务,每年年末对创建健康促进医院工作进行总结。每季度召开一次工作例会,针对创建中存在的问题,立即部署整改。为确保创建工作顺利推进,医院将健康教育工作纳入医护人员绩效考核,门诊、住院等各主要科室明确了健康教育规范流程和健康教育要点,并建立了登记制度和档案制度;临床医技科室开展健康教育的情况被纳入精细化管理考核,每月开展一次,要求发现问题、查找不足并持续改进;各职能部门各司其职,各负其责,将创建工作与业务工作有机结合,做到两手抓、两不误,协同推进。对全年开展健康教育工作先进的科室和个人,医院给予表彰并建立长效机制。

此外,院内还专门开辟了健康促进与健康教育必备的场所、宣传阵地并添置了设备;设立了健康促进和健康教育专项工作经费,2015 年、2016 年分别投入 150 余万元和 200 余万元。

### 优化:打造优美舒适的就医物理环境和人文环境

医院环境的优劣直接关系患者的就医体验。医院开展了患者调查,针对患者意见,医院多措并举改善就医环境:一是在门诊大厅设咨询台,设置导医标识,方便患者就诊;二是在候诊区提供与就诊人数相匹配候诊座椅,同时在诊间设置隔帘、挡板,为患者提供安全、私密的就诊环境;三是进一步强化了生活垃圾和医疗废物分类收集管理,对清洁人员明确要求,及时处置垃圾、废物,清扫厕所、走廊,清洁洗手设施,且随时巡视保证环境清洁、设施无损;四是医院室内完全禁止吸烟,所属区域有明显的禁烟标识,院内超市拒绝销售烟草制品,无烟草广告、促销和赞助;五是在各区域合理设置宣传栏和资料架,提供相应的健康教育材料,方便患者在候诊过程中取阅。

医院对医务人员的服务也提出了明确要求,所有人员对待患者要和蔼可亲,使用文明礼貌用语;考虑残疾人、老年人、孕产妇等特殊人群的需求,医院专门设立了绿色通道等;2015—2016年度院内无一例因食品和饮用水导致的疑似食源性疾病。此外,医院还在和平路院区和广德路院区增设"戒烟门诊",由杨庆斌、许萍和吴桂平3位经过国家培训合格的副主任医师提供戒烟服务和咨询。

### 传播:通过立体健康传播手段服务市民健康需求

医务人员是健康教育的天然开展者,具有不同于其他卫生人员的权威性。因此,医院在健康促进医院建设过程中,从加强健康传播工作入手,通过打造多元健康传播媒介,实施精准健康传播服务;同时医院认为全体员工都是与患者交流传播健康的主体,因此在建设过程中强调全员参与。

医院在沟通方式上注重传统面对面形式和媒体传播融合发展。定期举办准妈妈联谊会和糖友会等,每月或者每季度开展活动;组织参与大型公益"健康巡讲进社区"、"健康中国行"以及各类宣传义诊活动;在病区电视上专门开辟"八频道"播放健康教育视频等,这些内容采用面对面的方式极大地拉近了和市民的距离;2014年、2016年度与中共合肥市委保健办合编《颈肩腰腿疼的防治》《消化系统保健问答》,在全市两会上分发,人手一份,受到两会委员的高度评价,起到很好的健康促进宣传效果。医院同时注重与报纸、广播电视等的合作,与江淮晨报合作,开辟《健康时代》专栏,每月1期,至今已刊发36期;组织专家参加安徽广播电台"健康连线"活动;与安徽电视台合作,2015年制作60期《天天健康》栏目,18期《健康来敲门》栏目;与合肥电视台合作,2015年度制作50期《我爱健康》栏目;2016年医院与合肥电视台联合制作的新栏目《寻医记》,到2018年为止已制作108期,涉及216个题材,每周一、二、三晚上播出,为老百姓提供寻医问药、提供优质的医疗资源、治疗疾病、做您身边的生命向导;参与省卫生计生委与安徽电视台合作《守护生命》录制2期,现已播出。

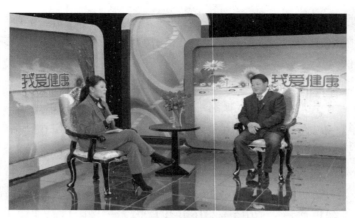

图 1 "我爱健康"录制现场

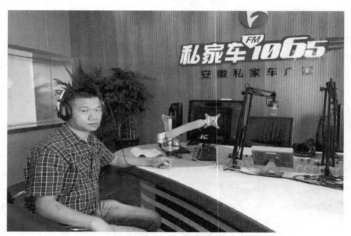

图 2 安徽广播电台"健康连线"活动现场

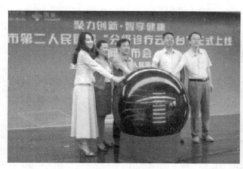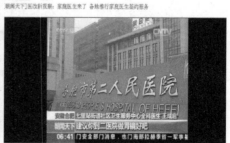

图 3 中央电视台《朝闻天下》报道合肥市第二人民医院医客云平台在医联体的应用

医院还形成了"微信 +APP+ 网站 + 线下活动"健康传播模式。建立了"小薇住院通"微信号,市民可以通过微信扫一扫方便地获得出入院流程、便民服务、科室楼层分布、住院须知及科普知识等;制作了"就医宝"APP,市民可以便捷地进行预约挂号、咨询医生、专人服务、手机交费、查询检查报告等;开设了"合肥市二院"公众微信号,为市民提供智能导诊、预约挂号、就诊指引、我的账单、检验检查、就医反馈及健康资讯等服务;还建立了分级诊疗云平台:安徽首家公立医院分级诊疗云平台,方便基层医疗机构就诊的患者,通过云平台获得市二院的绿色号源,实现快速、精确转诊,以及检验检查报告推送、医药费移动支付、费用查询、健康咨询等服务,省去患者到医院排队等候的烦恼;利用合肥市二院网站,开设有健康教育专栏,向公众传播健康知识。为了让健康理念深入人心,医院还定期开展主旨鲜明,形式新颖,兴趣盎然的健康宣传活动,并且利用微信、网站等进行推送。

医院认为:创建健康促进医院,每名员工都是其中的一分子,通过宣传营造良好的创建氛围,应该做到人人都是健康教育宣传者、人人都是健康促进制造者。因此,为增加患者健康教育的参与性和可接受性,宣教人员深入临床一线拍摄医护人员对患者健康宣教视频,然后放在病区电视第八频道播放,其他患者观看后身临其境、感同身受,大大提高患者参与健康教育的积极性和主动性,健康教育效果明显提高。

### 人文:从健康管理到医院文化建设服务员工

良好的医护团队是医院运营的基本,要使关注患者体验的理念与实践有效结合,必须打造组织有序、执行高效的团队。为此,医院开展了促进员工健康发展的系列活动,提升内部认同,专业指导关注员工身心,文化建设凝聚阳光能量。

医院重点打造人文氛围,围绕"让爱心传承医德,让行动诠释文明"主题,举办"将爱心厚植在医者心中"交流活动,"中国好人"童春香、"道德模范"沈琼、"合肥好人"朱沛炎等现场和大家交流分享做好事心得;拍摄"中国护士之歌""因为是医者",上传视频至优酷,点击量分别为近 5 000 次和 18 000 次;举办伶俐俏佳人护士风采大赛,通过血糖仪操作技巧及糖尿病管理技能大赛,糖尿病联络小组知识竞赛以及多种才艺表演等,受到了医护职工的欢迎;医院每逢中华民族传统节日均开展多彩的文体活动,营造节日的良好氛围,丰富员工生活,提高医院凝聚力。

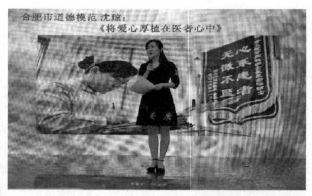

**图4　合肥市第二人民医院在广德路院区大礼堂举办"将爱心厚植在医者心中"交流活动，合肥市道德模范沈琼宣讲《将爱心厚植在医者心中》**

医院还每年开展全体员工体检，建立员工健康档案，对员工体检报告进行分析并开展健康评估，帮助员工进行科学的健康管理。

### 发展：健康促进工作在成绩上不断推进并延伸

2016年12月29日，合肥市第二人民医院在广德路院区大礼堂举办"将爱心厚植在医者心中"交流活动，合肥市道德模范沈琼宣讲《将爱心厚植在医者心中》。

在医患矛盾日益凸显的今天，合肥二院从自身做起，自上而下自发地开展一系列促进医患沟通和院内外医疗环境改善的活动，并且取得了显著的成效。医院先后荣获"全国文明单位""国家疾病预防控制工作先进集体""全国百家优秀爱婴医院""全国百姓放心示范医院""十佳江淮志愿服务"等荣誉称号。在"2016年中国医院竞争力·省会市属医院100强"排行榜，医院位列第25位。在香港艾力彼医院管理研究中心发布的"安徽省域医院30强"，医院也从2015年的第16强上升到2016年的第8强，提升了8个位次。患者满意度也明显提升。根据安徽省卫生计生委每季度对全省53所三级医疗机构满意度调查情况通报显示，医院的患者满意度调查由2014年创建之初排名中等，到2016年创建结束满意度调查位居前列，排名第七，通过健康促进医院创建，改善患者服务体验，大大提升患者满意度。

健康促进医院专家Pelikan指出，健康促进医院建设过程中的4种活动类型分别是：患者及其家属，医院职工，医院整体建设以及社区带动。合肥二院的健康促进医院建设正是从上述4个方面出发，将健康促进贯穿于每一项工作中，落实在常规管理中，渗透到医疗救治里，辐射到家庭和社区中，努力做到医院管理中体现健康促进,诊疗过程中落实健康促进,效能考核中检验健康促进,并以健康促进医院创建为载体,内强素质外树形象,实现让患者满意、让职工满意、让社会满意,为缓解医患冲突、改善医患关系提供了一个行之有效的思路,增强了社会对于医院管理和医疗服务的信心。这些说明"健康促进"是一项系统工程,必须充分挖掘全院资源,调动每一位员工的积极性和主动性,"健康促进"工作才能迸发出蓬勃的生命力。

（李绍奎　李建中　吴冬雷　戴世云）

# 用健康知识服务民生　将心理健康立在民心

## ——乌鲁木齐市第四人民医院借力"访惠聚"心理健康服务推动健康教育工作

乌鲁木齐市第四人民医院通过"心理知识、宗教信仰与健康讲座"专题巡讲等系列活动，将心理健康的科普知识带到基层，用科学理念弘扬新风正气，压缩了宗教极端思想传播空间，为深入推进"去极端化"宣传教育工作，起到了润物细无声的作用。

## 案 例 简 述

和着春天的旋律，2014年始新疆开启了新时期"访民情、惠民生、聚民心"驻村工作。3年多来，在新疆广阔的农牧区，27万名党员干部扎根基层，倾听群众意见，落实惠民政策，建强基层组织，让各族群众享有了更舒适的居住条件、更优美的生活环境、更丰富的文化生活。

"访惠聚"驻村工作是新疆促进科学发展、民族团结、宗教和谐、夯实基础、长治久安的固本之举，也是新形势下群众工作的创新之举。作为新疆精神卫生中心的乌鲁木齐市第四人民医院，根据新疆卫生计生委的总体部署，主动担当，充分发挥精神心理专科的优势，多次深入到南疆四地州各县市乡村，通过"心理知识、宗教信仰与健康讲座"专题巡讲等系列活动，将心理健康的科普知识带到基层，用科学理念弘扬新风正气，压缩了宗教极端思想传播空间，为深入推进"去极端化"宣传教育工作，起到了润物细无声的作用。

### 科学"处方"　帮助祛除愚昧思想

医务工作者是救死扶伤的"人间天使"，治病救人是他们最神圣的职责。面对宗教极端思想的挑战，乌鲁木齐市第四人民医院的医务工作者挺身而出，勇敢地站在抵御宗教极端思想渗透的第一线，用科学知识，开出"处方"，帮助他们减轻身体病痛的同时,祛除其思想上的愚昧无知。

　　为更好地开展此项工作,乌市第四人民医院专门成立了"访惠聚"心理健康医疗服务队及领导小组,制定了详细的实施方案,组建了心理卫生专家咨询队伍,抽取了懂双语的精神科专家先行院内培训,准备巡讲课件及宣传资料等。

　　2016 年 5 月,第一批 7 名心理科专家组成的"访惠聚"心理健康医疗服务队在院长徐向东的带领下,赶赴阿克苏地区、和田地区、克孜勒苏柯尔克孜自治州、喀什地区四地州的库车县、阿瓦提县、墨玉县、阿克陶县、莎车县、英吉沙县等 11 个县市,开展心理卫生健康服务巡诊及心理知识、宗教信仰与健康讲座。

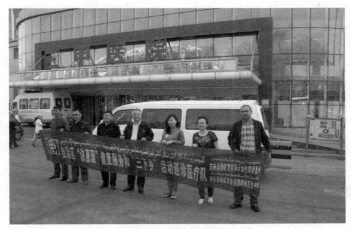

图 1　乌鲁木齐市第四人民医院院长徐向东(中)及心理科专家组一行

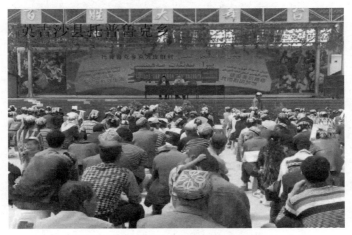

图 2　心理讲座的现场十分火爆

乌市第四人民医院精神二科主任肖开提·苏理旦主要负责为村民进行健康讲座。肖开提在巡诊中发现很多当地老百姓不仅文化程度低,心理卫生知识更是严重匮乏。村上很多孩子因为多种原因精神发育迟滞,而家长因为怕孩子受到歧视而隐瞒病情,将他们错误地"保护"起来,使孩子到一定的年龄还不能掌握基本生活自理能力,导致一些危险的伴发。很多年轻女性患癔症,出现幻听幻视等症状,家人多认为是中邪了,请来宗教人士念经为其祛病。在当地老年人患有老年痴呆症的也比较普遍。例如某村里有个患老年痴呆症的老人冬天晚上自己跑了出去,为了躲避火车摔下路基身亡,两天后才被发现,因村里人不了解患老年痴呆的老人会有不自觉的行为,都责怪儿女们没有尽心照顾,给儿女们带来很多困扰。还有一个家庭,老人也是由于患老年痴呆症,经常子虚乌有地给孩子说自己有很多钱,放在了哪里,导致几个儿女互相猜忌,兄弟姐妹不合。在农村,吸食麻烟的人也会导致一系列的精神问题,还有一些身体疾病(例如肿瘤等)伴发的精神类疾病患者,选择一些极端行为侵害他人或者自己的情况时有发生。不光是村民有心理困惑,连当地的医务人员有时候也不知道自己有了心理疾患。肖开提记得在阿克苏地区一卫生院进行巡讲时,了解到该卫生院的一名医生总是旷工迟到,很多同事都对他的"不敬业""不守规矩"颇有不满。经过与这位医生的交谈,原来他总是在出门的时候焦虑路上堵车,以至于不能上路,所以总是上班迟到,肖开提诊断出他患有广泛性焦虑障碍,给他进行了心理调整,并制定了治疗方案,之后他的焦虑症有了明显的好转,也因此得到了同事们的谅解。

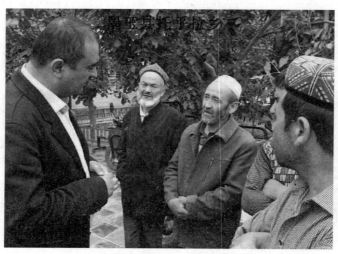

**图3　肖开提医生与当地村民亲切交谈**

肖开提将这些情况一一记录整理,每到一处,肖开提都会深入浅出地运用科普知识解释村民们见而未知的心理疾病,并针对这些常见心理疾病进行科学的分析和讲解。人为什么会得精神类疾病?哪些类型的人容易患精神类疾病?都有哪些表现?该如何治疗?很多群众这才开始认识自己或者家人的心理疾病,并就医生的分析"对号入座"。肖开提的讲座几乎场场座无虚席,近5 000份维吾尔语印制的"去极端化"宣传材料在讲座时不需要派发,就被群众"自觉"带回了家做进一步"研究"。

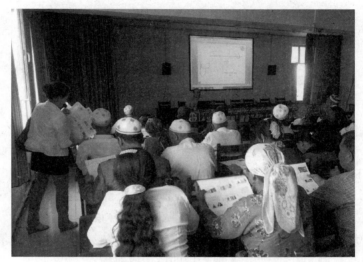

图4　当地村民认真学习心理健康宣传材料

### 心理疏导　叩开驻村干部心门

其实这支心理健康医疗服务队还承担了一项重要的任务,那就是为"访惠聚"驻村工作队队员进行心理疏导。

基层干部长期精神高度紧张,身心异常疲惫,普遍存在心理疲劳、压力过大的现象,不同程度地影响他们的心理健康。2016年,乌市第四人民医院"访惠聚"心理健康医疗服务队为全疆各地"访惠聚"驻村工作队750余名队员开展了14场次的集中授课巡讲、心理讲座、现场心理疏导。

医院还建立了心理咨询专家团队开展心理救援工作,每天安排值班专家利用"微信健康服务平台"对全疆驻村工作队队员开展心理咨询与治疗,降低他们的心理疾病发病率。必要时还会派心理健康咨询专家队队员前往相关地区开展心理救援工作。不仅如此,心理健康医疗服务队还将心理疏导延伸至

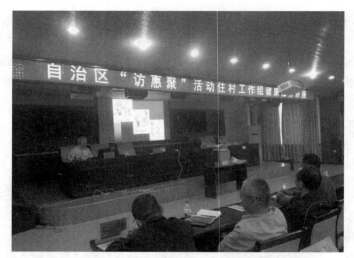

图 5　徐向东院长为驻村工作队队员进行心理健康讲座

驻村工作队队员的日常工作中,教会驻村工作队队员将心理学知识融入群众工作中,尤其是做好群众"去极端化"宣传思想工作。一位驻村工作队队员刚来时,干工作爱说教,成效甚微,自从学习了心理学知识,他懂得不少与群众沟通的技巧,群众有事都爱找他帮忙。"心理疏导是推动群众工作的有效手段,知己知彼方可百战百胜。"这位驻村工作队队员这样说。

多种形式的心理疏导,有效缓解了驻村工作队队员的心理压力,教会了他们如何自我控制和宣泄,如何采取积极的压力应对模式,消除心理压力的影响和危害,教会他们如何调节自己的情绪,正确对待生活的方式,增强了他们的抗挫折能力,改善了他们与民众沟通的能力和技巧,提高了沟通的有效性,多数驻村工作队队员能够积极投身到工作中,明晰并坚定了前进的方向。

驻村工作队队员思考问题的角度改变了,为民服务的意识也增强了。有的"访惠聚"工作队从实际出发,成立了宣讲队,用群众喜闻乐见的方式、百姓听得懂的语言,把党的政策传递给各族群众。驻村工作队与心理健康医疗服务队联手,一起打牢了"去极端化"基层基础,各族群众抵制宗教极端思想的免疫力明显提高了,宗教极端思想渗透蔓延的势头得到了有效遏制,宗教极端思想氛围明显淡化,社会环境进一步净化。

### 树立正信　科学管理群众心理健康

"医者父母心。医务工作者具有广泛的群众基础,因此要发挥这一优势,用现代医学心理学知识丰富人民群众的内心,这是抵御宗教极端思想渗透的重要途径。要大力传播健康的心理活动和行为方式,倡导进步、开放、包容、文明、科学的理念,引导群众在精神和情趣上健康,从而挤压宗教极端思想的活动空间,积极引导群众追求现代文明生活。"乌市第四人民医院副院长沈丽华如是说。

在取得了良好的效果、积累了丰富的经验后,2016 年 10 月,乌市第四人民医院再次扛起"访惠聚"心理健康服务的重任,派出 4 名心理专家继续在南疆四地州各县市进行了 14 场次共计服务 4 580 余人的心理知识、宗教信仰与健康讲座的专题巡讲,加大普及"去极端化"工作宣传力度。同时为村民开展义诊、会诊、免费为筛查出的重症精神病患者发放基本药品等活动,下发心理健康知识宣传册共计 3 100 余份,通过科普宣传及健康教育等多种形式的健康服务活动,增强了服务对象的自我健康管理意识及能力。

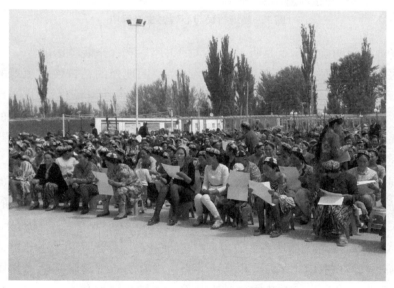

图 6　当地村民在认真阅读心理健康宣传材料

每一次讲座完,连续两年参加医疗队的肖开提主任都会给村民留一些提问时间,临走时他会被一些不愿意当众提问的人群"堵"住私下交流。为此,他总是乐于把自己的电话号码公布给大家,为他们解决心理诉求。

以前,基层的一些老百姓有病不去治,迷信土医生、非法宗教人士等,往往延误治疗。通过心理健康医疗队的宣传教育,许多老百姓转变了观念,开始相信科学,有病就会去正规的医院、诊所就医,这是一个很大的改变。医院精神二科主管护士帕提古丽·卡哈尔说,她经常能接到来自南疆基层的患者,有很

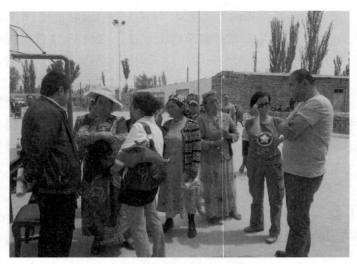

图7　当地村民与心理医生交谈中

多患者或家属明确表示就是听了医疗队的讲座后选择来院就医的。

医院医务部质管科负责人薛琳介绍,南疆四地州的精神疾病患者的就诊意识不足,大部分患者没有得到有效的诊治和后续的康复治疗;加之当地精神科医生缺乏,精神科医师医疗技术水平有限,乌市第四人民医院与当地的精神卫生医疗机构及时沟通提出建议,讨论疑难病历,对治疗患者调整治疗计划、方案,必要时进行现场指导。

同时,在巡讲中,医务人员把筛查出需要进一步诊治、需住院治疗的患者通过从乡、县、地区到乌市第四人民医院的自下而上的就诊应急绿色通道,开展相关转诊工作,以达到对心理疾病的早发现、早诊断、早治疗的目的。

"访惠聚"心理健康服务工作受到了当地驻村工作队队员及各族群众的肯定,不仅帮助驻村工作队队员和群众解决了现有的心理健康问题,同时将"去极端化"的宣传普及工作落实到县市及村。副院长沈丽华表示:今后,乌市第四人民医院还将通过开展"访惠聚"心理健康服务下基层的工作,进一步加强对县级以下,特别是乡镇卫生院基层医师精神科知识的培训,继续按照"心理健康教育与诊治相结合,资源共享与上下联动相结合、工作队队员与村民共惠及相结合"的原则将这项工作深入推进。

（肖升民　晁　瑾）